董氏奇穴

临床应用经验集

邱雅昌 主编

人民卫生出版社
· 北京 ·

图书在版编目（CIP）数据

董氏奇穴临床应用经验集 / 邱雅昌主编 ． -- 北京 ：
人民卫生出版社，2025. 1. -- ISBN 978-7-117-37257-2

Ⅰ. R246

中国国家版本馆 CIP 数据核字第 2025BG0152 号

| 人卫智网 | www.ipmph.com | 医学教育、学术、考试、健康，购书智慧智能综合服务平台 |
| 人卫官网 | www.pmph.com | 人卫官方资讯发布平台 |

董氏奇穴临床应用经验集

Dongshiqixue Linchuang Yingyong Jingyanji

主　　编：邱雅昌

出版发行：人民卫生出版社（中继线 010-59780011）

地　　址：北京市朝阳区潘家园南里 19 号

邮　　编：100021

E - mail：pmph @ pmph.com

购书热线：010-59787592　010-59787584　010-65264830

印　　刷：北京华联印刷有限公司

经　　销：新华书店

开　　本：710×1000　1/16　　印张：15

字　　数：206 千字

版　　次：2025 年 1 月第 1 版

印　　次：2025 年 1 月第 1 次印刷

标准书号：ISBN 978-7-117-37257-2

定　　价：88.00 元

打击盗版举报电话：010-59787491　E-mail：WQ @ pmph.com

质量问题联系电话：010-59787234　E-mail：zhiliang @ pmph.com

数字融合服务电话：4001118166　E-mail：zengzhi @ pmph.com

本书收录本人近年来与徒弟、学生的对话以及他们诊疗疾病的记录，分两部分表述：

第一部分的案例均先叙述病情，且暂不列出治疗针方，请读者先思考针对病案董针可施之穴组，养成善于思考的学习习惯，只有不断思考，才能不断进步；之后可在后页寻找验案医者使用的组穴，以及验案医者的思考方向与理论分析。对于验案使用的针方，另附本人得意弟子王庆文医师、鲍自体医师、冯静平助理医师的观点，以及本人的评注。本人采取此种方式编辑验案，是考虑到一般验案集都是陈述完病情后即提供"答案"，留给读者思考的时间太短，甚至读者不经思考便可马上得到验案所述的针对病症的"成方"，而不能培养"辨证论治"的思考习惯。我希望读者每读一案，先自行思考如何施治，再与此案使用的施治方法进行比较，并参考评论者的意见，如此来鉴别个人的方法与该案施治者的方法之优劣异同。

第二部分则不采用上述方式，只按寻常验案之写法发布编者弟子和学生的部分验案。另有数则小文，虽非医案，却也是医疗经验的具体反映，一并收录。

有鉴于编者个人识见不周，或存在成见，本集疏漏或有之，错误亦难免有之，其责任全由编者一概承受，与提供验案之医者或评论之医者没有关系。编者希望读者能够批评指教，更希望读者能够由此受益，进入董氏正经奇穴学的殿堂，提高针灸水平，造福病患，而不再是只"扎痛点"的医生。

另外，本书对比较难以正确取穴的穴位，附有真人实际操作演示视频，希望可以对读者的实践给予帮助。

邱雅昌

2024年10月

第一部分 1

第二部分

13

第一部分

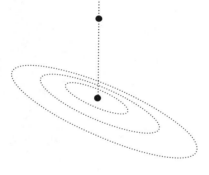

本篇医学案例，系多位医师临床所得之记录。欲求其文字精美华丽，或辨证鞭辟入里，或各医案见解一致，实属困难，但均系医者亲身经验。读者可于其中细细品悟思辨，思辨有认可者，用之临床，验其效果；不认同者，亦可他日再行探讨，以此不负提供验案之同业。

【案1】

胡军医案：头面痒

患者，男，69岁，系余之岳父。2018年10月末某日，患者早起时突觉头、脸作痒，当时未在意，后越来越痒。大约1周后，患者去当地乡医院诊疗，被告知系"上火"引起，并给开了一些药，但用后无效。之后去当地县医院，开了多种药物，内服外搽，仍然未见寸效。

后某日中午来我处吃饭，余闻听后，说试试针灸吧！11月25日，患者打电话给妻子，叫去取青菜，余让妻子顺便问下他的头面痒好了没。妻子回来告知，上次针完回去就好了很多，又过两天便一点也不痒了。

【案2】

柯辉医案：胸闷

患者，女，36岁，湖北省人。胸闷气短伴干咳1年余。

患者于1年前无明显诱因突感胸闷，后伴咳嗽气短，CT查心肺无器质性病变，血常规正常。患者提及10年前曾在西藏工作。

初诊给予3次针刺治疗后，诸症近愈。

医案解析

【案1】

【原作针方】 即取：双侧木穴，留针约半小时。

【作者思路】 因为当时时间紧急，只想到木穴能够治疗皮肤病，且以前也曾碰到过类似皮肤痒的案例用木穴治疗，最终效果都不错，所以本案只选用了木穴。

王庆文： 木穴，能止外感风邪不宣之皮肤瘙痒。

鲍自体： 木穴是董针一一部位重要穴位，前辈言此穴作用之一为治"皮肤病"。首先，董针认为本穴有祛风作用，本案主症为"痒"，穴与症甚合。其次，木穴近手阳明大肠经，大肠经与手太阴肺经相表里，阳明经络循行面部，且肺主皮毛。最后，本案例作者想到用木穴"止痒"，也是基于学习或者临床验证的经验。总归是一种经过无数前辈积累的经验，加上我们验之于临床，从而取得可重复的疗效，这种别样的"大数据结论"，也许就是中医或者我们针灸的科学！另外，有所谓"三商穴"者，取其在肺经，对应头面，也可取效。

邱雅昌评注： 关于木穴及其功能，与十四经的联系及经络循行，前面鲍医师已经详细解释。他没有提及的，而且一般医师也不懂的就是"五脏别通"。五脏别通是杨维杰老师引用李梴在《医学入门》一书上提及的"脏腑穿凿论"，此案与肝与大肠通的理论相关。木穴针透大肠经旁侧，按肝与大肠通，则与肝有很大的关系，这或许是董景昌师公家传《董氏（正经）奇穴学》将此穴命名为木穴的原因。因为按照中医理论，肝的问题其实是瘙痒的根本原因，西医学对痒与肝的问题，其实也有一定的认识。有关"脏腑穿凿论"里"脏腑别通"的理论，请读者参考本书主编邱雅昌医师的《董氏（正经）奇穴实用手册》（人民卫生出版社出版），我们以后不再赘述。

另外要说明的，为什么胡医师自己的岳父有病不直接找胡医师治疗？这个不是单纯的医术问题，而是所谓"医不自医"观念的束缚，以及胡医师自己的态度问题，平时没有表现出自信以及将自己的能耐告诉众人的态度。大家想想，有些名医其实并不怎么样，反而有些不出名的医师的能力并不输给"名医"。我们当医师必须表现出对自己的医术的信心，行事态度要切合实际情况，为患者着想，也必须为自己的生计着想。这点不仅是学习董针的医师，也是所有医师必须注意的。当然，胡说八道、吹牛欺骗的言行是绝对不可以的。

【视频演示】木穴

【案2】

【原作针方】针取左心门穴，针感传导至小指，患者诉突感轻松，胸闷症状缓解，又加针：左侧灵骨、大白，右侧重子、重仙、内关。留针半小时。

隔一日复诊：患者诉胸闷症状大为改善，唯起床时略有闷感，咳嗽未见好转。初诊处方继刺。

再隔一日三诊：患者诉再无胸闷气短，咳嗽次数大减，依前方继针。

再隔三天来复诊，患者很高兴地说已经无咳嗽胸闷气短。

【作者思路】考虑患者长期高原地区生活引起气虚伴发心血不足，故而针刺心门，针尖向手少阴心经方向，针感传导至小指，养心补血。内关（手厥阴心包经）宽胸理气降逆，重子、重仙（手太阴肺经）平喘止咳，灵骨、大白（手阳明大肠经）补气平喘。供参考。

鲍自体：灵骨、大白治气短，重子、重仙治干咳，此案有效。很多久咳案例考虑使用水金、水通以期肺肾双补，也有佳效。

冯静平：心门穴，顾名思义，心之门户。心藏神，传统针灸神门穴同有此意，如《针灸穴名解》："神门：取本穴以开心气之郁结。"一般认为手少阴心经之穴主神志疾病，而对于胸闷、心悸等疾患，传统以内关为常用。本案似可表明穴位的效用并不局限于一般的说法。董针肠门、肝门、心门穴组均位于手太阳小肠经，针向手少阴心经，可谓一针两经。作者案中提到是因为患者曾在高原工作，故而考虑取心门穴，须知患者高原工作系10年前，胸闷与之关联性实不密切，故此说有待商榷。重子、重仙，灵骨、大白的组合可认为是肺与大肠相表里的运用，针对气短、咳喘之症。本案亦可令患者旋绕肩部，辅以深呼吸等，以此行董针动气之法。

邱雅昌评注：此案原医者用针稍嫌繁复，用心门一针，加重子、重仙共三针应该足矣，当然我们很难复刻病情试验针法，不过医师应该努力考虑用最少的针治疗最大范围的疾病。据袁国本师伯说，董公治疗痛症、轻症，用针很少超过4针。杨维杰老师认为用针多寡应该是判断针灸医师是否高明的指征，对一般病症用针超过10针颇有微词，当然这是杨老师以及我的个人意见，不为定论。又，多年前曾在高原工作，因缺氧导致目前胸闷确有可能，作者注意到这点，故着重使用心门穴，应该是正确的。

【视频演示】灵骨穴、大白穴

【案3】

鲍自体医案：肩胛及上肢冷痛

患者，张某，女，40岁，教师。左肩胛区及上肢冷痛5天。

自诉左手连及上臂、前臂明显发凉、疼痛，触之温度明显低于右侧上肢。曾在理疗店做过两次推拿，疼痛略减轻，但手臂发凉未明显改善。未服用其他药物治疗。

检查：臂丛神经牵拉试验阴性；CT示：颈$C_4 \sim C_6$椎间盘突出。舌脉无明显异常。

予以针灸治疗。

【案4】

杨天学医案：马桑叶中毒

患者，王某，女，83岁。平素体健无不适，唯手指麻木多年，但从未就医。忽听别人说，吃马桑叶煎鸡蛋有治疗手足麻木的功效，在2017年8月28日服该药导致中毒。家属紧急送往镇医院，继转入县医院抢救，经医院医生给予常规救治后，医生断定病情危重，已无力抢救。家属即办理出院手续，回家等待，准备办理老人后事，同时又到我门诊恳请我出诊给予治疗，说是"死马当活马医"，还跟我签了医疗免责协议。

此时患者已然昏迷不醒，四肢抽搐，牙关紧闭，瞳孔缩小如针尖，脉搏基本测不出。

【案3】

【原作针方】先针刺右侧木火穴10分钟，并活动患肢。患者自诉左上肢发凉感消除，疼痛如故。木火穴起针后，继针右侧肾关、重子、重仙，左侧腕顺一。留针45分钟，并活动患肢。起针后诸症皆除。后两日症状有反复，经巩固治疗7次而愈。

【作者心得】①木火穴多用于下肢发凉患者，效果明显。对于上肢发凉的患者效果亦佳。②此例患者颈4～6椎间盘突出，导致躯体感觉异常，董针取穴根据症状取穴，并未依据影像学检查取用局部穴位，可见CT等辅助检查只能作为临床参考和用来帮助排除禁忌证。如果使用董针，单纯依靠其他辅助检查作为依据来治疗是不可取的。③重子、重仙、肾关作为治疗肩、臂、肩胛（含菱形肌，所谓膏肓者）大面积疼痛常用穴组，已为董针门人共识，我个人也常配合使用。④取腕顺一作为手太阳经的牵引穴，此为循经取穴，同时"输穴"也有治疗作用。⑤此案经1次治疗即有效，后期症状有反复，又巩固治疗数次而愈，说明巩固治疗之重要性。

王庆文：作者言"董针取穴根据症状取穴……单纯依靠其他辅助检查作为依据来治疗是不可取的"，一切依仗辅助检查，那么是机械看病，医师看病？金玉良言。

鲍自体：木火乃董针温阳要穴，对于肢体发凉有效，专穴专用；重子、重仙对于颈肩背的疼痛皆有良好效果，是治疗菱形肌（膏肓）处疼痛特效穴，穴组在肺经附近；"膏肓"疼痛加取腕顺，因腕顺近后溪，而后溪为手太阳经的输穴，所谓"输主体重节痛"，可以有效治疗该经疼痛，也为牵引针。

冯静平：董针木火穴源自董公治疗朗诺总统之偏瘫。据说系董公查验此处存在乌黑之反应点，故而取之，后编辑《董氏（正经）奇穴学》时收录。可见此穴非董公祖上家传，亦可知，得穴之真非刻求于尺寸，而在于临证诊察之细致。

邱雅昌评注：以上王庆文医师、鲍自体医师及冯静平医师的评论非常精彩，请读者务必细细体会。

【视频演示】木火穴

【案4】

【原作针方】两侧分枝上穴、分枝下穴各针刺1寸左右，留针60分钟，同时给予大椎刺血；次日回访，患者已经脱离危险，神志清醒，之后竟慢慢地康复了，至今健在。

【作者心得】①分枝上穴、分枝下穴属于分泌神经（董公从功效上界定，非现代医学解剖），能治疗药物中毒、食物中毒（轻则可治，重则难医），全身发痒，蛇、蝎、蜈蚣中毒，狐臭、口臭，糖尿病，狂犬伤，小便痛、血淋、性病之淋病等；②大椎穴，十四经督脉上最重要的穴位，能治疗恶寒发热、头项强痛、肩背痛、腰脊强硬、角弓反张、小儿惊风、癫狂痫症等。十四经穴与董针合用，起到了事半功倍的疗效，从而把该患者从死亡线上拉回来。

鲍自体：马桑乃贵州、四川等地一杂木，其果鲜艳，时有误食者，此案误食其叶中毒，在现代医学救治乏术的情况下，我董针穴位：分枝上、下，力挽狂澜，令人惊叹！当然，这是特例！不可为验证穴位而放任中毒不用现代医学方法救治，万不可取。

邱雅昌评注： 分枝上、下穴，我在杨维杰老师门下跟诊时，似乎没有见过杨老师使用，也许是我自己不够勤劳之故。后来遇学生在上课时诉身体非常瘙痒，因为之前吃生鱼片过敏1周，经过抗组胺和激素治疗，症状仍未改善。于是我帮她扎了分枝上、下两针。第二节课下课时，她已经完全好了。下周又有一个学生来上课，她的脚上长着红痘，一直向上长到腰部。我给她扎了左右共四针分枝上、下。再一礼拜她来上课时说，痘痘像潮水一样退下去了。

从那以后，我们大量使用分枝上、下穴组来治疗食物过敏、药物过敏、蜈蚣咬伤等。起初对治疗毒蛇咬伤并不相信，但有学生在神农架采药时被毒蛇咬伤，经过使用分枝上、下紧急处理后，坚持到救护车到来。还有学生的朋友在海边被海蝮蛇咬伤，导致左手臂青肿，昏迷。学生给他使用分枝上、下，同时拨打120急救电话。等救护车到达时，手臂青肿已经消退，送到医院后没有打血清，只休息了一两天就出院了。

还有被毒蜂咬伤的案例，一个学生告诉我他的患者被叮了10多个包来求治，针分枝上、下效果不好，正准备离开。我说既然效果不好就必须承认。这时他又微信来说患者打电话诉说离开诊所上了车，10多个包全部下去了，非常高兴。我的徒弟田茂松医师在贵州，常常有人来找他治疗毒蜂咬伤，效果非常好。

至此，我们对分枝上、下穴组能够治疗毒蝎、毒蛇、蜈蚣等咬伤越来越有信心。这些情况都可以使用分枝上、下进行治疗。总之，分枝上、下穴组可以用来解除有毒现象。至于董公提到的可以治疗煤气中毒、农药中毒等，目前还没有人尝试过，也没有人敢去尝试。因为人命关天，所以我们不建议尝试。

【案5】

刘忠民医案：尿急、尿痛

患者，男，山东一名干部，2018年12月5日诊。患者反复尿急、尿痛已2年，有尿意时即出现下腹及尿道疼痛，若不能及时排尿即出现尿失禁，尤其是夜间，疼痛剧烈，每晚发作3～5次，影响工作及生活。在当地中西医院、济南某省级医院及北京大学某附属医院多次检查无明显异常，曾以前列腺炎治疗，效不显。后经人介绍，来深圳找我就诊。

昨日中午看过厚厚的病历资料后，仅予针灸治疗1次。

【案6】

王国刚医案：指关节疼痛无力

患者，男，48岁。主诉：右手指疼痛无力3天。3天前因修剪石榴枝条过度，致右手指疼痛无力，伴握拳动作部分受限。院外（口服止痛药）治疗无效。

因其女儿1年前右侧桡骨茎突狭窄性腱鞘炎被我用针灸治愈，至今未复发，故特意来我院就诊。

疗效回馈：针灸5分钟后疼痛无力逐渐恢复，45分钟后恢复90%。次日随诊，基本恢复正常，再针1次作为巩固。

【案7】

李继忠医案：落枕

患者，男，46岁，江苏扬州人，2018年9月诊。主诉：晨起后颈项疼痛，头部转动不利。患者妻子补诉：老公怕热，空调吹了不过瘾，又用电风扇对着吹，吹了一晚上，早晨起来就这样了。

诊断：落枕，风邪袭表。

予以针灸治疗。同时让其转动颈部（动气）。

【案5】

【原作针方】外间、浮间、肾关。

观察一整天，疼痛未再发作，已高高兴兴地乘飞机返回山东。此人酷爱运动，但是每次运动后疼痛就加重，他在治疗后进行了一个破坏性试验，徒步35km，竟然没有出现疼痛。

鲍自体：浮间、外间治疗尿道炎有效的案例很多，疗效确切。穴位在大肠经，肝与大肠通，肝经绕阴，其机制很明确。未惯用董针前，用行间治疗，效亦佳，泻肝经火热之故。

邱雅昌评注：浮间、外间治疗尿路的问题。这个医案不必多说，因为鲍自体医师已经讲了，至于这个穴位为什么能够治这个疾病，其实不必太强硬解释，勉强解释没有太大的意义。作者说患者稍愈就去强力健行35km，这是不对的，病体必须要适当休息。

【案6】

【原作针方】取穴：腕顺一、腕顺二留针45分钟，配合做握拳动作。

【作者思路】这是师父（邱雅昌先生）在董针高级研修班中的经验分享，一用即灵！

王庆文：一次灵，深得董针精髓。

鲍自体：此案实为手指用力过度所致，非腱鞘炎。直接刺五虎一、二应该有效。用邱师所传治疗腱鞘炎之法：腕顺一、二也有效，可见董针穴位治疗面积较广。

邱雅昌评注：腱鞘炎是疲劳过度所致，因为疲劳过度会导致这个局部有连转的反应。我们治疗腱鞘炎，董氏用腕顺一、二是扎对侧，当然也要深针，最好用2寸针来扎，并且要求在扎的时候，疼痛的、活动不利的这个手指头必须活动，就是动气针法，大概40分钟，基本上可以好转七八成，经过两三次治疗就可以痊愈。我们用这个方法来治疗腱鞘炎或者所谓的扳机指，但如果已经粘连非常严重的话，那又另当别论，可能需要做手术。

我有个师弟请我帮忙扎一个患者，治疗其右手的大拇指扳机指。我用2寸针直接全部扎进去，扎腕顺一、二。隔了大概一两个月后我又去这个师弟处，问到上次那个扳机指好了没有？师弟跟我开玩笑说，师兄你以后不要来我这里了，你给他扎了一次腕顺一、二，他当时好了大半，以后就慢慢恢复不再来了，你来了，只扎两针就少了一个患者。我说人家都说有效果患者会越来越多，哪里说有效患者却变得越来越少了。当然，这是开玩笑。

【**视频演示**】腕顺一穴、腕顺二穴

【案7】

【原作针方】 当即针左侧中白、下白和三叉三；右侧肺心穴。留针半小时后症状改善百分之七十。离开时嘱咐他不可再着风着凉。

【作者思路】 该患者的落枕，个人认为属风寒痹证。赖金雄师伯认为肺心穴治足跟痛、颈项痛及骶后上棘两侧痛有特效。中、下白加三叉三，此三穴并用对舒郁行气治颈肩痛、背腰痛尽在其中也。

王庆文： 中、下白加三叉三，不如一针三叉三，贯过中、下白。

鲍自体： 中、下白与三叉三同用有经络重复，只用三叉三即可取效。落枕为常见病，董针常用重子、重仙加承浆，或正筋、正宗，或后溪。

冯静平： 中、下白与三叉三，按邱师穴位空间论"其表虽异，其里则同"，可择其一，以求用针精简。肺心可针对脊柱一类问题，临床验证效用极佳。

邱雅昌评注： 落枕是常有的小病，一般不是太严重，身体健康的人只要稍微活动都会痊愈的。李继忠医师使用的穴位太多了，特别是中、下白，与三叉三有重复。

【视频演示】 三叉三穴

【案8】

段争鸣医案：神经性尿频

患者，女，30岁。主诉：尿频、尿急3天。

此患者是我这里的老病号，我对她的身体情况比较了解，知道她素来体弱，脉象尺部沉细，饮水后不久便急于小便，量多。初步诊断为"尿频（肾气虚证）"。

治疗：常规取肾关、通肾、下三皇、浮间、外间、木妇、中极、百会等穴位，交替使用，每天1次，治疗5天。

每次治疗完，短时间内尿频、尿急略有好转，三四个小时后，病情又反复如前。治疗期间，曾嘱其去医院做相关检查，尿常规、膀胱B超均无异常。

治疗5天后，患者因忙碌没有继续治疗。直到又过5天再来，诉病情同前，并诉"忙的时候就没感觉，一坐下来没事干就想上厕所"。结合她前期治疗效果不佳以及实验室检查无异常，确诊为"神经性尿频（肾气虚证）"。

【案9】

易爱医案：蘑菇中毒（急诊）

患者，女，55岁，2018年12月19日急诊。

患者误食蘑菇后中毒，凌晨5点出现腹痛、腹泻、恶心、呕吐、全身冷汗、腹部重坠感，伴口干，6点多赶到县中医院急救。当时已经出现全身轻度痉挛，站立不稳，面色苍白，口唇发绀，呼吸急促，四肢冰冷，血液末端循环较差，抽血化验都不能顺利完成，测血压：140/90mmHg，心率100次/min，意识尚可。在等化验结果过程中，看患者太痛苦，施以针灸。

<h3 style="text-align:center">【案8】</h3>

【原作针方】取：神五针，双侧肾关。次日来诉"明显改善"。治疗3次即已基本恢复正常，又巩固1次，一共4次。至今半月余，未再发。

【作者思路】临床上我们治疗尿频、尿急的常用穴位有肾关、通肾、下三皇、浮间、外间、木妇等穴位，体会是肾关、通肾、下三皇等穴位用于肾虚所致尿频，而浮间、外间、木妇等用于实证居多，如湿热下注证。

董针有一特点是，只要取穴正确便可见效迅速且疗效巩固，倘若连续治疗两三次之后仍无明显改善，那就应当反思是否因取穴不对路。此例患者便是如此，病情反复，相关检查无异常，特别是她说"忙的时候就没感觉，一坐下来没事干就想上厕所"，这一情况，显然跟精神因素有关。"神五针"为邱师所创治疗精神、神志类疾病的穴组，凡临床中见与情绪、心理、精神等因素有关的症状，皆可配伍使用。在此例患者的后期治疗中，取神五针为主，辅以双肾关穴补肾固摄，便效如桴鼓。此例病案，前5次治疗的效果不佳，与后4次治疗达到治愈，当中间隔5天，形成鲜明对比，充分体现了神五针在此案中的关键作用。

鲍自体：此案诊断甚明，西医排除器质性病变。功能性疾病是我针灸疗法的优势，肾关及神五针——肾、心同治，焉能不效！

冯静平：神五针，正会、镇静、鼻翼、次白、神门，合五针，谓之"神五针"，此邱师针灸临证之成方，对于精神类疾患，证之临床，往往多有奇效。

邱雅昌评注：这里所说的神经性尿频，应该是所谓的"间质性膀胱炎"，虽然有用到外间跟浮间，然而疗效似乎不显，应该是他用的穴位太多了。其实这个病的主治，应该外间、浮间两针就好了，一手两针，下次再一手两针，就好了。这个可以参考《董氏（正经）奇穴实用手册》外间、浮间的案例，案中妇女4年的疾病找遍医生都看不好，董针前后只扎了2次，1次2针，2次4针就好了。段医师原来用太多穴位了，这种治疗不必论什么虚啊实啊，不必牵扯太多，就是直接有效。神五针虽然是我本人研发的，但是还要上溯到我的伙伴，胡光医师先用正会、鼻翼、次白，称为怪三针，后来，我在怪三针基础上加了镇静和神门，就是神五针，对精神类的疾患诊治往往都有奇效。神五针源自怪三针这点一定要告诉大家。

【视频演示】百会穴

【案9】

【原作针方】施针灸：双下肢解穴，一侧分枝上穴、分枝下穴（当时患者不适，侧卧床上，不便两侧分枝用针），约5分钟后，恶心、头痛、胃冷汗感得到控制，15分钟后所有不适感消失，已经能正常交流，思维清晰！

【作者思路】董氏正经奇穴中的解穴位近梁丘穴，在足阳明胃经的循行路线，梁丘是胃经的郄穴，善治急性胃痛痉挛，解穴主要功效亦在于止痛解痉，董公曾以此穴解西药中毒面呈黑色者，针之立解。分枝上、下穴是董针里极具特点的穴位，可用于解各种药物、食物中毒，蛇、蝎、蜈蚣等毒虫以及疯狗咬伤等所致的中毒。

鲍自体：分枝为董针解毒专穴，在特殊环境下有大作用。如野外、偏远、紧急、等待西医救护等，皆可使用。

冯静平：此应用分枝上、下穴之又一经典案例，与前述之案不同在于，此案处之急迫，另取足阳明郄穴梁丘，阳郄治痛。此穴亦董氏针灸之足解穴，同手解穴，多用于针感后遗等疼痛不适，董公曾以此解西药之毒，但具体不详，可见亦有解毒之用。

邱雅昌评注：易爱医师的案例，处理的是蘑菇中毒，也是用分枝上、下，但是因为患者的体位关系，只用了一侧；他还用了董氏的解穴，我个人觉得可以不用，要用解穴就纯粹用解穴，要用分枝上、下就纯粹用分枝上、下，不要怕使用一组穴位疗效不够。不要"我先用用看看"这样子试验，如此穴位会越堆积越多。假如说纯粹用解穴就好了，我们也多了一个经验，或是纯粹用分枝上、下就好了，又多了一个经验，或者说确实要分枝上、下加解穴或者加别的穴位，那当然又是另外一个经验。这里要特别指出，冯静平医师认为解穴就是所谓的梁丘，但梁丘事实上是接近解穴，并不是解穴，解穴就是董氏的解穴，它不是十四经的梁丘，两者是不一样的。

【视频演示】足解穴

【案10】

田茂松医案：咽炎

患者，女，55岁。感冒咽痛，在某医院住院输液半个月，无效，后又在其他门诊口服药物半个月，亦无效。自己怀疑有喉癌，整日茶饭不思，夜不能寐，故来我处求诊。

体格检查： 身高1.6m，中等身材，生命体征正常，面色苍白，睑结膜无充血水肿，咽部充血，咽后壁有散在性细小水疱，心肺（－），余无特殊。

门诊诊断： 咽炎。

治疗观察： 30分钟针毕，疼痛大减，吞咽已无疼痛感，苍白面色已转红润，面露喜色。

【案11】

王伟增医案：面肌痉挛

患者，王某，男，48岁，山东人。

左侧外眼角下颧骨处不自主抽搐7天，未经其他治疗。高血压病史15年。

刻诊： 表情自然，口苦，咽干，无头疼、头晕，无四肢麻木，唯左侧外眼角下颧骨处不自主抽搐，血压170/110mmHg，舌红，苔薄黄，脉弦紧。

【案12】

于进勋医案：脑梗偏盲

患者，女，52岁。脑梗偏盲，2015年10月诊。

查体： 四肢无碍，语言正常，一只眼睛失明。

眼睛因脑梗失明已近3年；寻医重庆各大眼科医院，皆曰"无治"。

【案10】

【原作针方】针灵骨、大白、木穴、少商。

【作者思路】灵骨、大白是补益肺气要穴，肺气足则卫气足，改善肺功能，提升免疫力，二穴合用，形成倒马之势，威力强大，立掌扎，通调三焦，专治虚人感冒、久病伤中气、呼吸困难；木穴是治感冒要穴，助呼吸顺畅；少商穴清肺利咽，用于咽喉肿痛，声音嘶哑。四穴合用，攻防兼备，犹如大兵团作战，祛疾扶正，如有摧枯拉朽之功，祛疾无踪。

鲍自体：治疗急性咽痛多用叉三，土水二。慢性常用太冲。临床也有用足千金、足五金者。

冯静平：面色苍白，董针灵骨、大白为补气第一要穴。外感咽痛，少商首选，亦可依表里同用，兼取商阳。木穴是董针感冒穴组之一，若是高热，则取重子、重仙。针对咽喉问题，董针足千金、足五金穴组可参。

邱雅昌评注：感冒初期，用中白、下白，或是一针叉三，再加上木穴就可以治疗，当然也可以治疗咽喉疼痛，还可以再加足千金、足五金。面色苍白，灵骨、大白等等这一类的可以参考。假如感冒初期，我们及时扎叉三，再加木穴就可以了，就只要叉三1针、木穴2针，3针即可。把叉三换成中白、下白，再加木穴，也就4针。如果出现咽喉疼痛，用足千金、足五金是最佳的选择。

【案11】

【原作针方】取穴：右侧四花上穴，上巨虚（针尖向上，深针3.5寸），阳陵泉、肾关、太冲。留针90分钟，不用电针（考虑是颤症），每10分钟行针1次，平补平泻。同时让患者用手抚摸患处，以动气。一次而愈！

【作者思路】此为中风之中经络轻症，有高血压病史，肝阳上亢、肝风内动，舌脉可佐证。外风引动内风，内外相引，发为本病。故按董针治疗面瘫法健侧取穴：四花上穴，上巨虚深针，久留针，同时取筋会阳陵泉，肾关，太冲牵引，迅速奏效！我本想配合中药大秦艽汤，结果还未使用就一次而愈！

王庆文：舌红，苔薄黄，脉弦紧，中风之中经络轻症，肝风内动倾向，宜上三黄，三泉。大秦艽汤适应证。按面瘫治法健侧取穴：四花上穴，上巨虚深针，久留针，同时取筋会阳陵泉，肾关，太冲牵引，迅速奏效！

鲍自体：此患与肝风有关，治疗也可考虑经络。此例有肝风内动倾向，太冲、阳陵泉起作用为主。肾关在脾经（脾与小肠通），小肠经到颧骨，故用腕顺一、二有效。三泉（颧）或九里从风论治亦可。

冯静平：此案依董氏针灸杨维杰先生治疗面瘫之法，足三里、上巨虚，异病同治。总归是"阳明脉荣于面"，据患者口苦，咽干，脉弦，取阳陵泉、太冲、肾关。按董针则可侧三里、侧下三里，穴居阳明、少阳之间。

邱雅昌评注：面肌痉挛了，有可能是脑神经的问题，当然也有可能是局部的病毒、细菌等等造成的，这里讲用"阳明脉荣于面"来治疗面肌痉挛是不对的，因为我们用足三里、上巨虚，并不是依据"阳明脉荣于面"这个思维，而是因足三里、上巨虚可以增强人体的免疫能力。扎上巨虚、足三里要注意：第一，一定要深针，针尖稍微朝上；第二，深针要久留针，最好能够留到90分钟，疗效才能显著。

如果留针20分钟、35分钟那疗效就比较差。如果久年的面肌痉挛已经固定成型的话，这时候你再用上巨虚、足三里是没有用的。杨老师治疗这种情况是用足三重和外三关，要用活血化瘀的方法来治疗久年的已经固定成型的面肌痉挛。他曾经治疗过一位大概患病三四十年的面瘫患者，就是面部喝了一边的老妇人，就用足三重、外三关来治疗，扎三个月就治好了。那个患者是我亲自接诊、问诊，千真万确。

【案12】

【原作针方】针治：试用灵骨、大白、三重、光明穴。5分钟后，患者惊呼：我看清报纸上的小字了！1周后痊愈出院。2016年元月患者送锦旗一面致谢，称视物正常，没有反弹。

鲍自体：此案神奇！3年脑梗导致失明，一朝有效，7天治愈。灵骨、大白、三重、光明穴，温阳补气、祛瘀，肝肾并治（光明穴即复溜，贴筋、贴骨效更佳）。

冯静平：此光明穴系董氏针灸之光明穴，主治眼部疾病，穴位近复溜、交信。但凡脑部问题，董针多以三重穴为主，三重穴位于足少阳胆经循行路线，一重近悬钟穴，二重近光明穴，三重近外丘穴。或以董氏针灸穴位同传统经穴，此说亦无不可，然用针时则别有讲究，三重要贴（腓）骨进针，进针点须选在稍向腓骨前五分处，垂直入针恰可贴腓骨，深针。此案之奇，不可思议。

邱雅昌评注：这个案是脑梗偏盲，结果用灵骨、大白、三重、光明穴，5分钟后居然说可以看到字了，这个算是奇迹啊。大家不要以为每个患者都可以这么简单，当然针灸有些时候是会创造奇迹，中药也会创造奇迹的。

【视频演示】足三重穴

【案13】

赵立娜医案：复发性口腔溃疡

患者，男，53岁。上腭溃疡反复发作10余年。

患者自述10年前开始，每年春秋两季上腭就会疼痛起水疱，水疱破溃后形成溃疡，疼痛难忍。曾口服消炎药及维生素类药物，效果不显，后经人介绍去山东一个老中医处就诊（药方不详），每年春秋两季都要吃20天中药（连续五六年）。

2018年9月25日，吾诊所开业不久，邀好友共餐，患者也在场，餐前自述上腭已疼痛1周余，并出现少量水疱，因近期口服消炎药及注意饮食，尚未破溃形成溃疡。

为其诊脉，左关脉弦而有力，舌两侧深红。

【案14】

李传录医案：梨状肌综合征

患者，女，30岁。因腿疼1周，在外以腰椎间盘突出症治疗，疼痛无缓解而来就诊，来时左下肢跛行。

查体：腰部无叩击痛，疼痛由臀部沿大腿后侧放射至脚，梨状肌处压痛，直腿抬高试验阳性。因腰椎间盘突出症患者除有直腿抬高试验阳性外，加强试验也是阳性，故而初步诊断为梨状肌综合征。

【案13】

【原作针方】因条件有限，就在其左手的木穴扎了两针，饭后起针，患者自述疼痛感消失。第二日患者到我诊所来，说昨夜针后未再疼痛，一夜睡得很安稳，早起一切都正常，没有再起水疱，又针灸7天痊愈。随访至今已有2月余，未复发。

【作者思路】治疗时查看患者舌脉，考虑肝胆火旺，木穴主治肝火旺，脾气躁，故而选用木穴治疗。

鲍自体：患者每年春秋发病、左关脉弦，木穴取效合理。

冯静平："肝足厥阴之脉……循喉咙之后，上入颃颡，连目系，上出额，与督脉会于巅；其支者，从目系下颊里，环唇内；其支者，复从肝，别贯膈，上注肺。"木穴实则穴居肺经，明李梴《医学入门》中有脏腑穿凿论，或释之以肝与大肠通，亦无不可。董针木穴多用来治疗皮肤疾病，此案口腔溃疡属于黏膜疾患，用之亦效。肝合风木，董针之穴名副其用，古风犹存。

邱雅昌评注：口腔溃疡虽然是小疾病，但是反复性的口腔溃疡就非常难以忍受。假如口腔溃疡长久不愈，那就要考虑到癌症的可能，就不是简单地用针灸可以治疗好的，这一点还要请大家注意。治疗口腔溃疡的方法很多，这个案例用的是木穴，假如用寻常的方法治不好，可以再采用什么？制污穴刺血，这个大家也可以试试，假如还是不好，而且是前一年就有的口腔溃疡，或者是半个月一个月以上都不愈合那种，就请大家一定要求患者去检查是否有口腔癌的可能性。

【案14】

【原作针方】针右灵骨、大白，左束骨，患处痛点拔火罐。针后疼痛缓解百分之九十，连续治疗4次后症状消除，痊愈。

【作者思路】灵骨、大白补气，对一切坐骨神经痛有效。疼痛沿膀胱经放射，所以用患侧束骨做牵引，同时在痛点处拔火罐。

鲍自体：此案也可按坐骨神经痛治疗，实为膀胱经坐骨神经痛。单纯梨状肌综合征可用分枝上、下——手躯顺对。也可使用健侧腕顺、患侧中下白治之。

冯静平：腰腿疼痛一类问题，临床常见，董针用简，大多可在手部几针获效，此董针动气针法之妙。本案取灵骨、大白倒马针，纵横贯通三焦，调畅气机。束骨取患侧即董针牵引针法。

邱雅昌评注：腰腿疼痛是针灸医师经常遇到的，不一定很清楚是梨状肌综合征还是脊椎部神经等导致的腰腿疼痛，不过董氏一般来说就是用灵骨、大白或者腕顺一、二来治疗，效果非常好。本人最近治疗了一例，患者右腿沿着少阳经全腿疼痛，已经疼痛到不能走路了。经过西医的检查治疗，还有中医的推拿、按摩，都没有效果，他来找本人的时候几乎走不动路。因为他说做了所有的检查都检查不出来是什么原因，我处方就抛弃桎梏，就用灵骨、大白这组针，再加一牵引针，因为他是在足少阳的走向疼痛，所以这个牵引针放在足少阳的足临泣或者侠溪穴，是痛侧的牵引针。针1次，患者疼痛明显减轻，可以舒舒服服地走路了，总共前后5次就把这个病拿下，到现在已经2个月了，没有复发过。

【案15】
高伟生医案：夜尿频多

患者，女，76岁。

主诉：尿频伴灼热感2月余。

现病史：患者精神饮食状况可，睡眠质量差，自觉大便排不尽。近2月开始出现小便频数，每晚起夜8~9次，自诉小便时有灼热、发烫感，相关辅助检查均未发现异常，在当地小区卫生服务站吃药打针半月无效。

既往史：患者半年前下楼梯时，不慎摔伤，致腰臀部疼痛伴坠重不适感，曾在医院诊断为第四腰椎滑脱Ⅱ度。患者住院保守治疗，待病情平稳后回家中休养，腰部逐渐恢复如常人。

【案16】
雷远富医案：血小板减少性紫癜伴附件囊肿

患者，黄某，女，28岁，未婚。

患者22岁时突发全身紫癜，后到广西某医院诊治，确诊为血小板减少性紫癜，激素治疗1年多，病情缓解后停药，不久病情加重。反复西药、中药治疗3年多以后放弃治疗。多年以来，血小板一直在10×10^9/L，常有危及生命的症状出现。

2017年发现下腹部胀痛，到医院检查，B超显示双侧卵巢囊肿，由于多年吃药，身体太差，所以患者不想再接受药物治疗，抱着试试看的想法，到我诊所咨询针灸是否可以治疗。当时我刚学董针不久，心里没底，就请教邱师，在师父的指导下，给患者扎针。

【案15】

【原作针方】针木妇、海豹、双肾关（木妇、海豹左右交替）。

二诊时，患者回馈针后当天晚上起床4次，而且小便发热感也明显缓解。效不更方，治疗10次后，患者每晚起床1次，小便灼热感、大便排不尽感等症状完全消失。

【作者思路】海豹穴（脾经）治阴道炎。木妇穴（胃经阳面）主治肝脾不和及肝胆湿热之妇科病。肾司二便，夜尿频多属肾气虚不足，肾关为补肾要穴。故几组穴位合用，各个症状当晚就有改善，10次治疗，基本痊愈。

鲍自体： 木妇对肝脾和肝胆湿热有效，肾关为治尿频常用穴。

冯静平： 肾司二便，夜尿频，大便排不尽，责之肾关。海豹、木妇，归于脾胃二经，既可针对妇科问题，亦可针对二阴、大小便异常等问题。唯此二穴针之过痛，须视患者耐受程度，酌情选用。

邱雅昌评注： 患者诉目前有夜尿多、小便发热感、大便排不尽等感觉，跟她的腰椎受损以后造成的后遗症有关系。不过高医师用的是海豹穴来治疗阴道炎，思此案为肝脾不和、肝胆湿热导致的妇科病。肾司二便，尿频都是肾气虚，用肾关来治疗，这个跟老师常用的穴位并不完全一样，但因为有特别疗效，我们也把医案收集在这里，大家可以试用。只是这个海豹穴太痛了，所以老师基本上不用。可见临床诊治，不一定什么都跟老师一样。

【案16】

【原作针方】取穴足三重、外三关、上三黄、灵骨、大白、妇科、还巢，以上穴位交替，隔天扎针1次。扎针2个月后检查，囊肿减小、血小板明显升高。3个月以后，附件囊肿消失。她对董针信心大增，继续取穴灵骨、大白、上三黄，扎针1年，现在血小板稳定在60×10^9/L左右。虽然还没达到正常值，但是已经没有紫癜出现了。

【作者思考】当初邱师指导的时候，我还不明白取穴道理，现在回头分析，灵骨、大白乃董针最重要之穴位，本组穴位能纵横三焦，气通五脏，为董针第一大灵效穴组，配以妇科、还巢，如此应用可以治疗一切妇科疾病。配以上三黄，促进心、肝、肾、血液功能，足三重、外三关交替活血化瘀，以达到治疗卵巢囊肿之目的。

王庆文：血小板减少性紫癜，已属难症，并发卵巢囊肿，新病旧疾，实费手脚。

鲍自体：上三黄治血液病，外三关、足三重、妇科、还巢治囊肿。木斗、木留也为血液病常用穴。

冯静平：此案不易，患者信任，医者耐心。足三重、外三关虽可归经于足少阳胆经，但临床强调其作用活血化瘀，确系董氏针法独具特点的穴组。《灵枢·根结》："脉有所结而不通，不通者取之少阴。"两相对比，此一阴一阳之道也！上三黄循属肝足厥阴经，妇科、还巢更是董针特色！

邱雅昌评注：血小板减少性紫癜是一个非常麻烦的疾病，师父的中医生涯其实跟这个血小板减少性紫癜有关系。当时师父认识一个姓杨的小姐，她有一天拜托本人去西药房拿药，本人好奇之下看说明书，发现原来这个药是不能乱吃的，它属于所谓的激素，台湾那边称为类固醇的药，不过那个时候台湾的西药房是可以买卖的。我就觉得这个女孩子好可怜，本来漂漂亮亮的姑娘脸都肿了，肚子也大起来，腿粗起来了，然后虽消下去，但身体都起了一些黑斑黑条，皮肤很难看。我问这个没有别的药可以用吗？她说没有。我又问这个没有看中医吗？她说也没有。我就想去找中医的书来研究治疗血小板减少性紫癜，就去中医书店找有没有治血小板减少性紫癜的秘方。那时候不懂，总是以为要用秘方，看来看去好像只有提到一个归脾汤，用来治疗血小板减少性紫癜，但是并没有说有什么特别的疗效。我对中医的研究就是由此开始，然后读了一些日本的医书。虽然讲这个和我们的董针治疗没有什么特别关系，但这是我从搞核能发电、核物理的工程师转为中医师的一个转折点，所以在此特别说明。

【视频演示】外三关穴

【案17】
林立山医案：唇肿（蚊虫叮咬）

患童，陈某，女，4岁。

主诉： 早晨起床口唇肿。

现病史： 患童早晨起床时发现不明原因上嘴唇肿胀，进食物时哭闹，于小区门诊诊断为虫伤或过敏，给予药膏外治（药物不详），晚上来我处就诊。

查体： 见上嘴唇红肿胀，神清。

【案18】
胡军医案：下肢肿痛

患者，童某，女，47岁，平素好打麻将。2018年4月17日，由其姐姐介绍来我处就诊。

主诉： 双下肢肿痛半年余。

现病史： 半年前，不知何因发现双腿肿痛，后到武汉某三甲医院检查，诊断为下肢静脉瓣膜功能不全，高脂血症。住院治疗1周，自觉变化不大，遂出院。

既往史： 3年前曾因下肢肿痛被确诊为下肢浅静脉血栓，经溶栓处理痊愈。

【案19】
柯辉医案：过敏性丘疹

患者，男，36岁。

主诉： 全身多处起疹，痒5天，伴腹泻4天。

现病史： 患者于5天前无明显诱因突感身上奇痒难忍，遇热加重，红疹覆盖腋下、胸前，下至腹股沟，曾去医院看皮肤科，疑是疥疮，给予硫软膏搽用4天无效，反而加重。伴腹泻4天。

既往史： 无药物等过敏史，有抽烟喝酒习惯。

初步诊断： 过敏性丘疹。

【案17】

【原作针方】给予分枝上穴、分枝下穴速刺不留针，顺势再挤压出一小点点血。第二天，患童妈妈回复已完全如常。

【作者思路】分枝上、下能治虫伤、中毒、过敏，考虑天冷，小童又不合作，用0.35mm毫针速刺不留针，针后挤压出血，起到针刺放血并用之效。2017年，余曾用分枝上、下治疗蜈蚣咬伤，疗效显著，再次验证了分枝上、下治疗虫伤之力。

鲍自体： 分枝解毒甚效！唇肿直接用上唇穴、下唇穴也可，甚或总枢。

冯静平： 此例虽小案，收于此，一则可见分枝上、下穴着实有效；再则，对于儿科用之亦凸显简便。记得小时候，很多顽童被蜜蜂马蜂蜇伤，常常可见顽童眼睑明显肿胀，若得遇董针，果真医者良缘。

邱雅昌评注： 此案分枝上、下必然有效，上、下唇穴组更为有效且简便。给大家再多说一点：生殖器疱疹跟口腔疱疹同样都是疱疹，但是病毒的种类不同用药就不同。因为目前生殖器疱疹没有特效药，可以试试董针的上唇、下唇穴组。

【原作针方】针灸取穴：足三重，四肢穴。治疗1周后，痛已除而肿消大半，继经恩师指导，去四肢穴、加制污穴。前后共计针13次，症状完全消除。患者继续每天打半天麻将，我嘱咐她不可久坐，最好保持适量运动。大约半个月前偶遇患者，诉未再发肿痛。

王庆文：妙用制污。

鲍自体：三重是活血祛瘀第一组要穴，四肢穴治四肢痛等疾病。经师父指导加制污，制污者，治血中之污。

冯静平：此案运用制污治疗下肢静脉瓣膜功能不全，奇思！当年董公治丁师公之子臀部疮口不收敛，创用制污穴，董公的想法思路已经无从了解，但间接为我们指引了临证的方向。

邱雅昌评注：下肢肿胀，经过西医的检查，认为是静脉瓣膜功能不全，要做下肢静脉血栓的处理，胡军医师用此穴是完全正确的。至于下肢静脉血栓可以使用制污这个方法，胡光医师是第一个使用的人。

【视频演示】制污穴

【案19】

【原作针方】给予大椎穴、双侧分枝穴刺血拔罐。当时感觉身上清凉，痒感顿轻，再针刺左曲池穴、灵骨穴、指驷马穴。嘱咐患者禁酒，清淡饮食为主。次日复诊，皮肤丘疹明显消退，已不觉痒，腹泻亦止。给予巩固治疗，针刺右侧曲池穴、灵骨穴、指驷马穴。第三天电话问诊，患者回复已经完全康复。

【作者思路】邱师编写的《董氏（正经）奇穴实用手册》讲到分枝上、下穴治疗食生鱼片后发作过敏性荨麻疹的学生，说明此组穴有解毒、抗过敏的功效。

大椎属督脉，是手足三阳督脉之会，统全身阳气而主表，凡外感六淫之邪在表，皆能疏解，因患者遇热则痒症加重，所以用刺血拔罐泻火。合谷、曲池是手阳明大肠经的原、合之穴，主气化而能传导，助大椎而调和营卫，调理肠道，故清里达表。董公认为指驷马穴可作用于肺，而肺手太阴之脉下络大肠，且肺主皮毛，所以用之。

鲍自体：大椎泻热，分枝专穴专用，对于中毒、过敏都有良效。指驷马在食指，与大肠经有关（与肺相表里，主皮毛，道理清晰），曲池为十四经治皮肤问题常用穴，《马丹阳天星十二穴治杂病歌》："曲池拱手取，屈肘骨边求……遍身风癣癞，针着即时瘥。"同时曲池有治疗腹泻的作用，一举两得。此案灵骨似乎可去之。

冯静平：本案说明毒不局限于人们所认识的毒，凡一切人体内非正常存在的影响正常生理功能的物质皆可谓毒，分枝上、下都有解毒的作用。本案中大椎自不必说，是皮肤问题传统针灸刺血中常用穴位。合谷、曲池皆是针对皮肤问题的传统针灸用穴，指驷马（足驷马）是董针中针对皮肤问题的首选要穴。

【案20】

惠小龙医案：便秘

患者，李某，女，26岁，业务员。体形偏胖，生活不规律，爱吃零食，自诉3天左右大便1次。

【案21】

于贵新医案：失眠

患者，女，47岁。

主诉：失眠1个月。

现病史：该患者2018年12月3日来我门诊，失眠1个多月，不能入睡或入睡即醒，或不能深睡眠。伴有口苦，腹胀。

【案22】

吴海洲医案：惊吓过度

患者，路某，女，45岁。2018年12月5日初诊。

因见人自七楼跳楼自杀而受到惊吓，见人则恐惧害怕，不能入睡。

患者自述走路时感觉飘飘忽忽，尤其到晚上，总感觉身后有人跟着，晚上睡不着觉，眼袋黑色，鼻梁左侧有隐青色，左手寸口脉有异常细丝上窜感（非弦脉感）。患者之前从未针灸过，对此有抵触情绪，经耐心沟通后，患者同意少扎几针。

【案20】

【原作针方】单侧三其穴（其门、其角、其正），皮下针追针刺，针后不到10分钟因突有急事要走，遂起针。

次日告之无效。依旧只针单侧三其穴，留针30分钟。

第三天告知昨日当晚即大便，针另一侧三其穴巩固，其后几天大便都正常，患者本人也就未再继续针灸。不久后又来说便秘有反复，又连针2天三其穴，恢复正常。后没见患者再来，远期效果未跟踪。

【作者思路】①第一次针时因患者突有事情针10分钟就起针，效果不好，可见用针如用药，有"量化"标准，过量或不及都达不到理想效果，甚至有副作用。②此例患者体形偏胖，生活不规律，爱吃零食，正餐吃得很少，个人认为她的病情反复和生活习惯有很大关系，治疗的同时一定要改变不良的生活习惯，不然复发是迟早的问题。

【作者心得】本人以三其穴针便秘数十例，目前为止，只遇到一例无效者，总体来说，年轻者比年老者治疗见效快，治疗疗程短，一般三四次即愈（也有一次痊愈者，也有扎上针一会儿就有便意者，但毕竟是极少数，每个人体质不一样，效果也不一样吧），年老体弱者疗程长些。依辨证施治原则，哪个脏腑虚弱便增强其脏腑功能，以巩固疗效。吾反思那一例无效者，一人民医院退休护士长，她试过很多疗法，中药外敷内服、针灸等都无效，当时因个人技术有限，不太会辨证施治，治疗两三次后效果不显便放弃了，如再遇到，必先辨证施治调理其脏腑功能，或许能获良效。

鲍自体：三其穴治疗便秘确实有效，接近支沟穴范围，扎法也有"一条龙"和"川"字扎法。这是内科病，按理可以双侧扎，但为精简故，只扎一侧。那么该扎哪侧呢？查阅文献，应为左侧。因为左侧属阳，主通利。遇到腹泻患者，肠门或门金就该右侧了。当然理论归理论，实践才是检验真理的唯一标准！

冯静平：其门、其角、其正，本穴组是董氏针灸治疗便秘的首选穴组，而本穴组恰恰在传统手阳明大肠经循行路线，读者仔细观察，可见本穴组与大肠经前臂穴位交错相连。传统针灸治疗便秘一类问题极少选取大肠本经穴位，《内经》中亦将大肠的问题归属于胃经，取下合穴上巨虚。可见，董针用法为大肠经正名。董公家传或亦为针灸古法一支，与传统十四经呼应成趣。

邱雅昌评注：便秘，就是用其门、其角、其正皮下针，沿着手阳明大肠经的方向，一针接着一针一直往上刺，我们称之为"顺经一条龙"。杨维杰老师是由上往下，顺着阳明经，称为"逆经一条龙"。师伯巴顿主张三其穴分别向少阳经方向皮下刺，就好像一个四川的"川"，"川"字形针法治疗便秘好像并不是很理想，而治疗阳痿这一类的会比较好。有一徒弟说用"川"字形三其扎法，加上肾关治疗男性性功能不佳，疗效显著，仅供大家参考使用。

【视频演示】其门穴、其角穴、其正穴

【案21】

【原作针方】神五针（百会，印堂，鼻翼，次白，神门），土水穴，木炎穴。当晚，患者睡了5个小时。效不更方，继针5天痊愈。2019年1月8日电话随访，患者睡眠很好，未复发。

【作者思路】神五针是师父治疗失眠的经验穴。口苦，肝火大，热扰心

神，配木炎穴；腹胀，胃不和则卧不安，配土水穴。

鲍自体： 失眠用神五针属于邱师传授经验用法，组成为：正会、镇静、鼻翼、次白、神门。土水治胃是肺经环循胃口的缘故，木炎去肝火治口苦。临床所遇失眠多为心脾两虚（镇静、下三皇可治）、肝火扰心（合谷、火主、中九里可治）。有前辈主张耳尖刺血治失眠，经验证有效有不效。

冯静平： 口苦，木炎穴；关冲，手少阳三焦经之井穴。《玉龙歌》："三焦热气壅上焦，口苦舌干岂易调。针刺关冲出毒血，口生津液病俱消。"腹胀，胃中寒则胀满，故可取土水。神五针通治精神类疾患，镇静安神，用治失眠亦神验。

邱雅昌评注： 神五针治疗失眠效果很好，不用引经据典，徒生纷扰。

【视频演示】 鼻翼穴

【案22】

【原作针方】 针刺正会、左鼻翼、右手次白，留针45分钟。处方：葛根9g，黄芩6g，甘草6g，当归6g，白芍6g，川芎6g，柏子仁15g，龙眼肉12g，酸枣仁12g，龙骨12g，牡蛎12g，半夏7g，赭石9g，5剂。（后来得知因为针灸取得疗效，患者未服用此药）

1周后电话随访，效果非常明显，乏力症状减轻，已无见人恐惧害怕症状，但走路发飘、睡眠不好症状依然存在。

2018年12月12日二诊，在上周的穴位基础上，加针神门、印堂、火膝（为师父的神五针加火膝），留针45分钟，摸患者左寸细线感已无，鼻梁隐青色消失。2天后微信联系患者，自述已无不适，针刺当晚即一觉睡至天亮。

【作者思路】患者因受惊吓，导致神乱，出现的走路发飘等一系列症状都是神乱这个病机引起的，师父所创神五针效用宏大，为治神志病经典配穴，配合火膝，以加强疗效。对于为什么患者患病期间左寸出现细线感，痊愈之后消失，我百思不得其解，希望阅读此案的同道不吝赐教，感谢感谢！

鲍自体：惊则气乱，心主血、藏神，大惊则心气紊乱，出现心悸、失眠、心烦、气短，甚则精神错乱等症状。《素问·举痛论》："惊则气乱……惊则心无所倚，神无所归，虑无所定，故气乱矣。"邱师神五针可治。火膝穴在小肠经，小肠与心相表里。惊往往伴有恐，从心、肾论治也是一途。另外，不妨使用胆穴治疗。

邱雅昌评注：惊吓过度，看到人家自杀而受到惊吓，恐惧、害怕。在中医来讲肾主恐，所以理论上其实很简单，扎他的肾关就可以了。吴海洲用正会、左鼻翼、右手次白治疗，效果不是太好，还开了药。不过这个病患并没有服用中药，只用扎针。后来又加神门、镇静、火膝，是为神五针加火膝穴，留针45分钟。

【视频演示】镇静穴

【案23】
马晓琼医案：眼痒（眼球结膜炎）

患者，男，38岁，无诱因双眼球发痒1个月。曾就诊于某三甲眼科医院，检查诊断：结膜炎。给予口服抗生素、抗过敏药，各种眼药水滴眼，2周毫无改善，来我处寻诊。

检查：一般情况好，双眼睑略水肿，微充血（自述因为眼睛痒总用手揉导致），眼球广泛性微充血，视物略感模糊，舌红少苔，脉细数。

【案24】
鲍自体医案：脑出血后遗症

患者，代某，男，21岁，职员。主诉：右侧肢体活动受限，言语不清8个月。

现病史：患者于8个月前（2018年1月）酒后不慎摔伤，不省人事，经检查显示颅内出血，经上级医院手术清除血肿，10日后苏醒。经康复治疗半年，症状改善缓慢，家属要求出院。患者于9月5日来我院就诊。既往体健。

刻诊：右侧上、下肢体活动障碍，肘关节、手指拘挛，不能伸直，语言不利，余无他症。检查：舌暗苔薄，脉细涩。

初步诊断：脑出血后遗症（偏瘫）。

【案23】

【原作针方】右上三黄、上白穴，嘱其闭目转眼球，5分钟后，眼球痒感缓减，每隔10分钟行针1次，共3次，拔针时自述痒感缓减90%。如此针灸3次，痊愈。

附：3天后又来一位眼睛痒之患者，因先前陪爱人看妇科出血，见我给其家属针灸一次血止，次日主动要求针灸，也是服药、滴眼药水无效。取穴右上三黄、上白穴，亦效佳。共针灸2次，因距离较远未再针灸。半月后其给爱人取药时，余问及其眼疾，言未再发。1个月后再次随访，仍未复发。

【作者思路】现代医学认为眼痒多为炎症或者过敏引起，中医名"眼暴痒症"。此两病例均发生在春末季节，肝与春气相通应，肝开窍于目，上三黄为治一切肝经疾病之要穴，可补可泻。上白穴在肺与心细分支神经间（此为董公从功用认定之所谓神经，非现代医学解剖之神经概念），邱师书中记治疗眼睛暴痒特效，对角膜炎、结膜炎效好。

鲍自体：上三黄治肝，肝开窍于目，道理清晰，上白在手"上焦"，属于治眼专穴。此组穴位配伍精当，力专效宏。另外，木穴扎针，耳背（或耳尖）也有疗效。

冯静平：上三黄位居肝经循行路线，肝开窍于目，可治眼疾无疑。上白穴同传统经外奇穴，断红、落枕，诸穴名异实同，临床不必拘泥。又一临床验之眼疾亦多有效。余曾治一干眼症患者，眼干涩两年，单取一侧木穴，两次后竟愈。读者可仔细查看，上白、又一、木穴三穴，若按经线循行，实在相近。果然"其表虽异，其里则同"。

邱雅昌评注：其实很多痒跟感染有关系。眼睛痒这个案例比较简单，用上三黄治肝是最主要的。另外，王庆文医师说用董针的叉一，再配合背部肝俞点刺，效果非凡。

【视频演示】天黄穴、明黄穴、其黄穴（上三黄）

【案24】

【原作针方】治疗取穴（每次不超过10穴，因患者治疗疗程长，下述穴位交替针刺，配合动气，10日一疗程，疗程间隔3日）：灵骨、大白、重子、重仙、木火、足三重、正会、肾关、肩中、中九里、商丘、失音、总枢（点刺）。

治疗效果：患者右侧肢体活动障碍明显改善，行走步态好转。肘关节、手臂上抬改善，手指可以伸直，拘挛症状消除，唯留手指稍无力，不能完成精细动作，须进一步治疗。

【作者心得】①董针治疗脑出血后遗症疗效优于"康复锻炼"（此案！）；②董针治疗脑出血性偏瘫疗效逊于缺血性偏瘫（个人看法！）；③限于本文篇幅，董针治疗中风后遗症（偏瘫）相关知识，请参阅《邱雅昌教授运用董氏奇穴治疗中风的经验介绍》（刊登于《四川省针灸学会2018学术年会论文集》）一文。

鲍自体：此症为脑出血后遗症，治疗比脑梗（缺血性）困难，时间更久。因为颅内出血已经对脑细胞造成不可逆的损伤，代偿功能的建立也慢。但是经过董针论治，总体效果优于西医康复锻炼（至少此例如此）。

冯静平：邱师治疗中风后遗症，基本针法，正会，健侧木火、灵骨、大白、足三重，双侧肾关。可随证加减。足三重具有活血化瘀的作用。传统针灸研究中认为胆经可治疗脑部问题，而三重穴恰在胆经循行路线。

邱雅昌评注：脑出血后遗症就是中风后遗症，我个人创立的中风后遗症成方，就是灵大三重双肾关，木火风市加百会，失音地宗内三关。灵骨、大白等都要用单侧，双肾关是指先扎健侧的肾关，然后与其他的穴位一同起针以后，再扎患侧的肾关15分钟，请大家不要误会说是两个肾关一起扎，因为扎患侧的肾关，患侧的腿就不能做动气疗法了。另外注意，内三关不是跟外三关相对的，内三关是内通关、内通山、内通天简称。失音地宗内三关为基础方，灵骨、大白补气，足三重活血化瘀为最重要，肾关补肾，来治疗脑出血后遗症，效果良好。

【视频演示】肩中穴

【案25】

陈丽侠医案：踝关节扭伤

患者，女，55岁。自幼患小儿麻痹症，右踝关节反复扭伤15年，肿痛加重3个月。

现病史： 患者于15年前不慎导致右踝关节扭伤，肿胀，伴有疼痛，不能行走，活动后加重，休息后减轻，无右下肢体无力、发麻。曾多次在外院骨科及针灸推拿科治疗，每次在症状稍减轻后再次损伤。

查体： 右下肢畸形缩短，肌肉萎缩，右踝关节轻微肿胀，局部皮肤无发红，未见瘀斑片，皮温稍高，内外踝压痛，踝关节活动受限，未触及骨擦感，右侧肌力、肌张力基本正常。

辅助检查： 右踝关节正侧位X线片（2018年4月10日外院）示右踝关节各骨质未见异常，关节间隙清晰。

诊断： 右踝关节扭伤。

【案25】

【原作针方】针灸治疗：左侧小节穴，嘱其缓慢行走，动气疗法，3分钟，休息20分钟后再次动气疗法，中间行针1次，40分钟去针，自述疼痛减轻70%。效不更方，第二次治疗后疼痛基本消失，给予3次巩固治疗，计针5次痊愈。至今已有五个月，随访未再出现踝关节扭伤症状。

【作者思路】首先基于手脚对应关系，本穴在肺经上，透过手足太阴经相通，治疗内踝痛，透过肺与膀胱相通，治疗外踝痛，故选用小节穴，效果甚好。

王庆文：简洁明快。

鲍自体："小节一穴有大功，踝痛健侧针即松"，此为专穴专用，手足对应之意。手太阴、足太阴同名，肺与膀胱别通，只要有效，"道理"很多，不可不慎！

冯静平：相信对于董针稍有了解的读者都会不假思索猜出本案的针方，没错，正是小节穴。当然临床上可一针治疗踝关节扭伤的穴位不胜枚举。小节穴也是众多简洁针方之一。

邱雅昌评注：小节穴治疗踝关节扭伤的效果特别好，也可以扩充应用治疗，关节疾病的疼痛都可以用小节穴。假如踝关节扭伤，伴有脱臼甚至骨折，或是肌腱拉伤断裂等情况，就不是那么简单，要请大家注意。

【案26】
梁怀成医案：中风后遗症

患者，徐某，男，66岁。中风后遗症左侧肢体活动不利。

现病史： 患者于2018年9月11日凌晨起床上卫生间时突然摔倒，伴左侧肢体活动不利、言语不清，当时无恶心呕吐，无肢体抽搐。后被家属送至医院急诊科诊治，诊断为右侧基底节区、丘脑出血。经西医保守治疗后，病情平稳。患者为进一步肢体功能康复于2018年10月就诊我科门诊，收入院针灸康复科治疗。

刻诊： 神志清晰，言语流利，左侧肢体活动受限，可独坐，辅助下可站立，不能步行。饮食可，夜寐尚安，二便可自解。高血压病史40年。

查体： 左侧额纹无明显消失，左侧鼻唇沟变浅，伸舌居中，嘴角稍向右偏斜，口角流涎，左上肢拘挛，不能自由屈伸，左下肢不能抬起。左上肢肌力1级，左下肢肌力1级，左足下垂，双侧病理征阴性。舌暗红苔腻，脉弦细。

中医诊断： 中风恢复期，气虚血瘀。

针刺处方： 十四经穴组，上肢取肩髃、曲池、手三里、外关、合谷；下肢取环跳、阳陵泉、足三里、三阴交、解溪、太冲。口角㖞斜，加面部迎香、地仓、颊车，以上均为患侧取穴。每周针灸3次，连续治疗2个月后，左侧患肢肌力依然没有明显改善，家属准备放弃针灸治疗。

受邱雅昌老师治疗中风后遗症的经验启发，与患者家属协商后采用董针治疗。

【案26】

【原作针方】董针穴组：正会、灵骨、大白、木火、足三重、肾关。均为健侧取穴。每周针灸3次，治疗5次后左上肢可屈伸，下肢可抬起抵抗阻力，医者和患者家属深切感受到董针的神奇疗效。

【作者思路】此病例属于中风后遗症半身不遂。董针嫡传第三代传人邱雅昌博士创用灵骨、大白、肾关、足三重，再针木火穴让患者活动患肢（或辅助患肢运动），应用于中风后遗症患者有千例，效果良好。灵骨、大白补气，肾关补脾肾，三重穴活血化瘀，木火穴交通上下。此方组穴精简，疗效确切，值得大家临床使用验证。

再者，最初针灸时，该例患者及家属因认定健侧无病，拒绝健侧施针，故而只能于患侧用针。目前医院门诊往往都是哪儿痛扎哪儿，哪里不好扎哪里，早已将《内经》中的针灸法则泯灭殆尽，医者不知、患者不晓，医患均盲目于此。幸而经过与患者沟通能够继续治疗，一方面见证了古人的用针智慧，同时也见证了董针的神奇效果！

鲍自体： 邱师创建的此董针处方救人无数！值得感叹的是，目前针患侧还是主流，应用董针有时需要解说一番，我辈任重而道远，只有用疗效来说明一切。

邱雅昌评注： 中风后遗症，治疗的基本方法是一样的。特别要提醒各位，中风后遗症，假如是肢体的问题，脚的问题比较容易恢复，而手要靠很多脑神经来控制，手的动作特别精细，所以手比较不容易恢复，这一点请大家记住。董针在治疗中风后遗症方面，确确实实比十二经好，学董针者要有信心。

【案27】

钟铃莉医案：简针多症（咳嗽、胃痛、腹泻、右膝关节痛）

患者，赵某，女，87岁，农民。

主诉： 胃痛、恶心、腹泻，咳嗽，右膝痛。

患者因饮食不当出现胃痛、恶心及呕吐，腹泻。并伴有咳嗽，痰少，不易咳出，呈黏稠白色泡沫痰。曾到当地诊所就医，经治疗（具体治疗不详）症状无明显缓解。患者精神萎靡、食欲不佳。由于天气转凉，患者即感右侧膝关节疼痛，上下楼梯及久走后右膝酸痛、乏力明显。

查体： 精神差，神志清楚，检查合作。面色黄、舌尖暗红、苔白。中上腹轻微压痛，双肺闻及少许湿啰音，右膝关节轻度压痛，伸、屈膝稍受限。

初步诊断： 咳嗽、胃痛、腹泻、右膝关节痛。

【案28】

秦德茂医案：下肢麻木疼痛

患者，男，56岁，2018年12月7日诊。

主诉： 右下肢、臀部以及右小腿外侧放射性疼痛、麻木2月余。多方治疗无效，行动受限。

【案29】

惠小龙医案：尾骨痛、腰痛

案例一： 患者，男，35岁，某中医理疗馆员工。诉昨天晚上锻炼做下蹲运动时拉伤，尾骨区域疼痛，下蹲时加重，自己针了后溪穴，效果不明显，请余诊治。

案例二： 患者，男，30岁，一公司管理人员。诉半年前去丈母娘家帮忙收玉米时不慎伤到腰，当时也不严重就没治疗，从那以后，做弯腰动作时腰上总有一个点痛，其他地方都不痛。触诊痛点在第四腰椎（腰阳关穴）。

【案27】

【原作针方】双侧水金透水通、左侧内关、右门金。患者连续针灸7次，诸症均大为改善。

【作者思路】①取穴思路：水金透水通降逆止咳；内关既可治疗右膝关节痛、又可宽胸理气治疗恶心呕吐（一针两效）；门金治疗腹泻、膝关节痛、胃痛（一针三效）。②董针用针少、疗效高。

鲍自体：此案凸显我董针优势，如果西医治疗估计有些棘手，有胃痛又有膝痛，非甾体止痛药不能用。此案三穴治五症（水金止咳，内关治膝痛、呕吐，门金治腹泻、膝痛、胃痛），值得借鉴。精简针方，医者之仁，每用大处方之时，何不念及此案！

冯静平：水金、水通，董针用之治疗一切气逆之症，其穴名，似乎潜藏了金水相通，肺为气之标、肾为气之根之意。董氏针灸中但凡可治心的穴位都可用来治疗膝痛，特别突出了心与膝之间的密切联系。内关，八脉交会穴，"内关阴维下总同"，按这个思路临床多有良效，亦可旁证董针之临床思维。门金既是董针牵引针法的应用，也是远程循经治疗的运用。

【视频演示】水金穴、水通穴

【案28】

【原作针方】左侧马金水、灵骨、大白。进针后缓解不明显。随后调整马金水角度的时候，患者突然大喊一声说脸刺痛，放射至头里面。随后问患者症状，疼痛麻木已然消失。次日继续巩固1次而愈。

【作者心得】自我感觉马金水穴不可进针太深，一步进针太深的话针感不容易引出，慢慢进针则很容易引出针感，当时疼痛症状也就马上减轻了。

鲍自体：灵骨、大白治疗下肢问题范围较广，总以温阳补气为主，是常用穴位。马金水常用于治疗肾结石、闪腰岔气，用于下肢亦效，可能与面部全息有关，以腰治腿。

冯静平：马金水、马快水于颜面部循经可归属于手太阳小肠经。本案针下引气，瞬间获效痛失，这在针灸案例中并非鲜见。

邱雅昌评注：下肢麻木疼痛，马金水、马快水两个穴位的距离非常的小，董公在讲马金水、马快水的作用时，有说进针后痛楚立即解除者，表示取穴正确；起针后出血者，表示取穴不正确。请大家注意。

【视频演示】马金水穴、马快水穴

【案29】

【原案一针方】我触诊他左侧心门穴附近，有一阳性反应点，遂针之。后让其做下蹲动作，对方说："一点都不痛了。"

【原案二针方】针其左侧心门穴，让其做弯腰动作，询问还痛吗？答曰：不痛了。留针30分钟。3天后微信回访患者，自诉腰痛已除。

【作者心得】临床上脊椎正中间痛（督脉上）也较常见，早期我一般多用后溪穴（后溪通督脉），但效果一般。后来腰椎、骶椎、尾椎这一段正中间痛者改用心门穴，个人感觉效果远胜于后溪穴。特别是心门穴治疗尾骨痛临床验证较多，往往针到痛消。另一我认识的老师用推拿正骨手法在尾骨区域治疗心脏疾病效果显著，也可从侧面验证董针"心门"穴之效用。

总结：心门治疗尾骨痛特效，用尾骨治疗心脏疾病亦有殊效！

鲍自体：此穴在手太阳经上，治疗心经坐骨神经痛（夜间痛、瘀血型、不动反痛者）、腰痛、膝关节痛、腹股沟痛、尾椎痛、胸锁乳突肌痛、心系疾患等，总与心的推动、活血化瘀、对应小肠主液等有关，属于董针大穴。

冯静平：尾骨痛、腰痛，取心门皆获良效，针灸之简，异病同治。作者以尾骨区域——心门——心脏疾患，联想关联，体现了东方诊疗思维的灵活性！彼此借鉴，相互发明！颇具启发。

【案30】

马晓琼医案：腰椎间盘突出症

患者，女，48岁，某服装店老板。诉因长期劳累，近1个月由于天气冷，供暖差，故而腰酸冷痛，连及右侧坐骨神经痛，右侧肢体感觉僵硬、麻木，翻身困难。虽加衣保暖，自行刮痧，均无改善。在某三甲医院CT检查结果提示腰椎间盘突出（$L_3 \sim L_5$），建议输甘露醇及地塞米松。

患者来诊时步履蹒跚，举步维艰，左腿先迈出，才能带动右腿前行，弯腰不能，转身无受限。查舌淡红，苔薄白，舌体宽大，有齿痕，脉沉细。

诊断： 寒湿腰痛；腰椎间盘突出。

【案31】

彭家勇医案：头痛欲裂

患者，男，45岁，2018年12月27日诊。

诉昨晚头左侧胀痛欲裂，一夜未眠。自述从17岁起便开始出现剧烈头痛，遇寒、饮酒则发作更重。

诊其脉右寸尺部沉弱无力，右关高浮。

【案32】

于贵新医案：痛风

患者是我本人，52岁，男。

1月20日晚发现左脚微痛，21日晨起，左脚第一跖骨与第一趾骨连接处红肿热痛，不敢触地行走。排除外伤，有痛风史。

【案30】

【原作针方】给予委中刺络放血；针健侧灵骨、大白、中白、下白、中九里、七里穴；患侧动气。数分钟后患者自述有一股热流从患侧腿部自下而上至腰部涌动，原来感觉寒冷的地方热乎乎的，有微微湿热感。30分钟后去中九里、七里穴针，让其下床走动并弯腰，活动自如。次日来诊，患者自觉大好，继针1次为之巩固。共治疗2次，1周后随访，患者已无虞。

【作者思路】中医认为过劳则耗津伤气，气虚以致阳虚，阳虚则寒自生，久之出现脾肾阳虚，寒湿困脾，故而寒湿腰痛。先贤早有"腹背委中求"来解决腰痛之诀，用之良效。自拜邱师学习董针以来，应用灵骨、大白补气屡获佳效。中九里亦即风市穴，而董针常以倒马针法加强其作用。中白、下白接近液门与中渚，邱师认为位于第四掌骨的上下焦全息，呼应灵骨与大白的第二掌骨全息。三焦为气机升降之枢，《难经·第三十一难》曰"三焦者，水谷之道路，气之所终始也"，气机升降通畅为身体正常之关键，通过整理本案例我深深感触到邱师应用董针的魅力所在，值得我不断学习应用。

鲍自体：标准的董针治法。灵大（灵骨、大白）、中下白可治多数下肢痛，中九里不单能祛风止痛，还有治骨刺之说，甚或心与胆通——诸痛痒疮皆属于心，皆说明此穴治疗面广。

冯静平：腰背委中求，委中刺血，可谓治腰腿痛之要法，亦上病下取之法。灵骨、大白、中下白，均属董针治疗腰腿痛捷便之法。七、九里穴组用法合《灵枢·根结》"骨繇而不安于地，故骨繇者取之少阳"。此案针简，读者临证不妨继续发挥！

【案31】

【原作针方】予以同侧太阳穴瘀络刺血，后针健侧水曲、侧三里、侧下三里，双肾关。针入痛止，一次而已。

今随访，至今未再发作。

感董公之伟大，叹董针之神奇！

【作者思路】侧三里、侧下三里在阳明与少阳之间，以侧治侧，两穴倒马，针对偏头痛特效。水曲在少阳经循行路线上，可治疗颈项神经痛。肾关补其肾气。

鲍自体：此案当为头风（西医：偏头痛），《医林绳墨》："浅而近者，名曰头痛。深而远者，名曰头风。头痛猝然而至，易于解散也；头风作止不常，愈后触感复发也。"久年头痛，太阳穴刺血，经验之法！侧三里、侧下三里两经同治，在小腿上焦，故治头痛。久病入肾——肾关。水曲近临泣，为胆经之穴，专治足少阳头痛。

冯静平：按传统经络分经辨治，偏头痛属少阳。董针侧三里、侧下三里，以侧治侧，但凡偏侧病症均可考虑。本案瘀络刺血亦为审证之要。

【视频演示】侧三里穴、侧下三里穴

【案32】

【原作针方】按痛风治疗。健侧取穴：木关、骨关、火硬、火主、足三重。留针30分钟，疼痛减轻60%，敢慢慢行走，次日效不更方，如此针至25日，完全康复，一切正常。

【作者思路】骨关、木关为降尿酸的常用穴组；火硬、火主泻热止痛；足三重活血化瘀而通络。诸穴合用，起到活血化瘀、通络止痛、清热除痹之功效。

鲍自体： 个人临床常用治疗痛风所致脚趾痛穴组：健侧取五虎二、三，骨关，木关，小节；患侧取足三里、行间。取得较好疗效。中药：芍药甘草汤合四妙散。

冯静平： 骨关、木关，虽非董公所传，但因临证确有效验，故邱师亦曾收录于中。传统治疗足跟痛常有大陵透劳宫之用法。

【视频演示】木关穴、骨关穴

【案33】
鲍自体医案：儿童面瘫

患者，詹某，男，11岁，学生，左侧口眼㖞斜3天。

3天前患者无明显诱因出现左侧不能闭眼、不能皱额，伴流泪、前额皱纹消失。鼻唇沟平坦，口角右斜，不能做鼓气等动作，食物滞留齿颊间。平素食欲差。舌脉：舌淡苔白，脉浮。

诊断： 面瘫。

【案34】
魏振海医案：颞下颌关节紊乱

患者，洪某，女，30岁。半月前上瑜伽课时晕倒，磕伤下颏，后无法正常张嘴。

检查： 下颌运动障碍，下颌关节周围有轻微压痛。神疲，懒言，二便可。

诊断： 颞下颌关节紊乱。

【案33】

【原作针方】①右：侧三里、侧下三里、中九里、木穴，左：迎香。②双：足三里、上巨虚，右：合谷，左：迎香。上述两组穴位1日一组，交替使用。患侧口腔刺血和耳尖刺血1周1次。7次一疗程，疗程间隔2天，经过2个疗程，面瘫治愈，症状体征消失。

【作者心得】①此案为儿童面瘫，临床较成人发病率低。此儿发病与食欲不振，脾胃化生气血无源有关。②面瘫为针灸优势病种，上述取穴方法为董针门人常用方法，个人体会对于半个月内发病者不效者鲜，已有超过20例治验。③足三里、上巨虚在足阳明胃经，与面部有经络联系，同时可促阳明气血上荣于面。合谷为手阳明大肠经穴位，左病治右，"面口合谷收"。侧三里、侧下三里为董针治疗面部专穴，可治阳明、少阳病变，针尖亦到阳明经。中九里、木穴皆可祛风散邪，木穴治流泪效佳。口腔刺血、耳尖刺血，为前辈经验，"治风先治血，血行风自灭"，面瘫多责之风，用之效佳。④两组穴位交替应用可避免穴位疲劳，奇正结合，增强疗效，疗效优于使用其中一组。⑤1周内处于病情发展期，针灸治疗有时不效，当告知患者坚持治疗。⑥一般面瘫应避免使用电针，发病1周内应少针患侧。⑦分清健侧和患侧，病情超过半月未愈，可使用足三重、地仓（健侧）等穴。⑧可辨证配合中药增强疗效。

鲍自体：穴位组合言之甚详，对于面瘫的治疗有几个需要注意的问题：①不加电针。②初发病者局部少用针。③应告知患者1周内病情为进展期，取得患者配合，以减少患者焦虑。④口腔刺血不宜过深。⑤患者应注意避风。

冯静平：儿童面瘫，相对少见。录此案于此供读者参考。三里、巨虚之法系杨维杰师公所传，侧三里、侧下三里，此董针以侧治侧之用。对于病情顽固、病程日久者，仍须考虑足三重之用。

【案34】

【原作针方】针刺单侧火硬穴，解溪穴。留针40分钟，1次大好，2次痊愈。

【作者思路】师父《董氏（正经）奇穴实用手册》：下颌痛，口不能张，火硬配解溪。我治疗的第一个颞下颌关节紊乱病，在查穴时看到这两穴有暗影，下针后患者立即感觉口能张开了，后来遇类似患者均先查这两穴，落针，大好。类似颞下颌关节紊乱、口不能正常打开共针了6例，都是2次治愈，火硬、解溪效果确实。

鲍自体：此疾与筋、骨、足阳明胃经的关系甚大。案中火硬在肝经——治筋，解溪在足阳明。另有火主、门金，治疗效果亦佳。值得一提的是，3年前一患者因双侧下颌紧、不能张口来诊，经询问得知其1周前被钉子扎伤，故考虑破伤风，劝其到三甲医院就诊。后来陪伴其母来治膝关节痛时，方知去医院就诊后，不久破伤风病发，经救治痊愈。此事给我的启发是诊断的重要性……既是关乎生命，医者不可不慎！

冯静平：单看此案前半部叙述，首先考虑合谷、太冲开四关。下颌区域阳明之所过，口颊之内足厥阴之所过。火硬、解溪两穴亦不出于此。但细读作者思路，"查穴时看到这两穴有暗影"，针后口开，类同案例均疗效确定，可见临证经验尤须鉴，法无定法贵在辨。

【视频演示】火硬穴、火主穴、门金穴、木留穴、木斗穴、六完穴、水曲穴

【案35】
廖婧雅医案：崩漏（邱雅昌老师临床指导验案）

患者，女，2019年3月1日来诊。

主诉： 月经7日不净，经量仍然很大。

现病史： 上次月经正常，本次月经日久不净，患者自己服用归脾丸，但仍多鸡血样凝固血块。

既往史： 患者既往有卵巢囊肿，经吃药等治疗后囊肿消除。

医者处方： 针双断红穴、双隐白穴，针后加灸。未见显效，故而请教邱雅昌老师指点处方。

一诊后，当时患者症状无明显改善；二诊后，患者自觉月经血块变小，经量也变少；第三次诊后，患者回馈到夜里十二点多出现腹痛，又有大量血块，经量也变大。

医者惶恐，再次征询邱师指点："原方继续，不要太紧张。扎针，尤其是董针，一般不会有副作用。一些状况是病没扎好，若继续严重，那就得谨慎研究了。"

四诊，患者回馈，月经终于停了！

【案35】

【邱师针方】针妇科、还巢、足三重。

【邱师思路】妇科、还巢治疗妇科病，足三重针对瘀血。我觉得应该瘀血一去就会血止，所谓通因通用。用针要旨：不要一直想把所有好东西都加进去，那就变成了乱枪打鸟。

我由血块判断她有血瘀，所以用足三重，妇科、还巢是通治，三重是针对血瘀。三诊针后下来大血块，我判断瘀血已出，所以再针无虞。

有人认为妇科病皆由宫寒而来，须知妇科病变化多端，岂是一种病因可以包括的？如《伤寒论》："妇人中风七八日，续得寒热，发作有时，经水适断者，此为热入血室，其血必结，故使如疟状，发作有时，小柴胡汤主之。"而小柴胡汤的药味：柴、芩、夏、人、姜、枣、草，并不温热，反而柴胡辛凉，黄芩苦寒。

鲍自体：此案使用足三重实乃点睛之笔。人人皆知堵漏，而不知祛瘀也可止血。瘀血为离经之血，是为病理产物，如不祛之恐生后患。"祛瘀止血，通因通用"，值得学习。

冯静平：断红、隐白此皆崩漏之疾经验取穴，缘何不效？此案经历，读者犹须审思。若医理不明，机械套用经验穴无异于刻舟求剑、缘木求鱼。本案重用三重，活血化瘀之下，漏崩之血止，医者针妙，无过于此！

【视频演示】妇科穴、还巢穴

【案36】

林佳仪医案：黄褐斑两则

案一：患者，女，46岁，3个月前开始注意到自己右侧颧颊部出现黄褐色色素沉着，斑片边界不清楚、颜色逐渐加深，甚感心烦。

患者生活紧张，工作忙碌，精神压力大，平日精神欠佳，眼睛易疲劳。纳眠可，二便调。月经规律，量、色、质均正常。已在美容中心做激光祛斑治疗1个月，未见改善。

查舌质淡红、苔薄白，脉细、尺不足，形体消瘦，面色萎黄，唇淡暗。

诊断：脾虚肝郁，兼肾亏。

治疗以调理肝、脾、肾为主。两组穴交替针，1周1~2次。

一诊后，面部皮肤较前光滑，精神、眼睛疲劳改善；二诊后，隔天发现斑片颜色明显淡化。3天后，感觉斑片颜色稍微恢复，但仍比之前淡，继续针灸治疗。6次后黄褐斑已消退。

案二：患者，女，35岁，半年前面部开始出现暗褐色斑片，对称分布于颧、颊以及前额。患者诉工作压力大，心情郁闷，计划半年后结婚，现因皮肤问题备受困扰。月经前乳房胀痛，经期腹痛，经色暗红夹血块，周期30天，规律。纳可，眠欠安，二便调。皮肤易过敏。

查舌边尖红、苔薄白、脉细弦，皮肤偏油性，可见毛孔扩大。

诊断：肝郁气滞证。

治疗以疏肝解郁为主。

针灸后患者心情舒畅，感觉整个人放松了，夜寐佳。针3次后色斑逐渐转淡，针10次后患者满意疗效（黄褐斑颜色明显转淡，但未完全消退）。患者黄褐斑情况比上案严重，疗程相比之下较长。后因为需要回菲律宾准备婚礼未继续针灸治疗。

【案36】

【原作针方】 案一：①下三皇（双）、迎香（患侧）、颧髎（患侧）；②上三黄（双）、镇静、四白（患侧），留针30分钟。案二：上三黄、足驷马（双侧交替针）、镇静、迎香、颧髎（患侧牵引针），留针30分钟，1周1次。

【作者思路】 黄褐斑也称"肝斑"，属于中医"黧黑斑"范畴。上三黄调理肝经，为主穴。案一妇女接近更年期，查双尺脉不足，加用下三皇补肾，同时调理肝脾肾，两组穴位交替使用，为美容要穴。肺主皮毛，足驷马主肺经，为皮肤科要穴，案二妇女皮肤易过敏，加用驷马穴治疗，效佳。迎香、四白、颧髎、镇静为牵引针，每次可选1~2穴。

王庆文： 黄褐斑，并发高脂血症，脂类沉积，董针胆穴、木穴、上三黄有效，驷马、颧髎、迎香就不必了。

鲍自体： 上三黄调肝，主藏血。下三皇调脾肾，补血、固本。驷马穴治肺，主皮毛，加之在足阳明胃经，可以补益气血。局部可适当取牵引针。长期择取相应穴位扎之，可皮囊与脏腑同治！

冯静平：《素问》开篇便明言："阳明脉衰，面始焦，发始堕。"阳明荣于面，阳明胃乃多气多血之经，内在气血的充盈使得皮肤润泽光滑。肝藏血，脾统血。所以上三黄、下三皇、灵骨、大白、驷马等穴组皆为针灸美容首选。黄褐斑等影响美容的皮肤问题，其实也是机体内在问题于体表的异常反应点，既是表象问题，也可作为内在脏腑问题的外在治疗点。

【视频演示】 天皇穴、地皇穴、人皇穴（下三皇）

【案37】

杨天学医案：感冒喑哑

患者，黄某，女，38岁。于2018年12月因感冒发热，咽部不适，鼻塞流涕，继而声音嘶哑，在当地卫生院输液，服抗感冒药没有好转来诊。

查体：脉滑数，舌质稍红，苔白腻，咽部充血，鼻塞流涕，声音嘶哑，基本说不出话。

【案38】

吴海洲医案：董针掌诊"生死关"应用案

患者，王某，男，69岁，农民。2017年9月诊。

患者自述胸闷，气不接续，后背凉，黎明前泄泻（五更泻）20年，糖尿病10年。

【案37】

【原作针方】 针右侧木穴、双失音穴，留针45分钟，1次痊愈。

【作者思路】 木穴治疗肝火旺、鼻塞流涕、"富贵手"有奇效，亦是治疗感冒的奇效穴位；失音穴治疗各种原因引起的嗓子哑、失音、喉炎。所以两组穴位配合使用治疗感冒引起的声音嘶哑效果很好。

鲍自体： 木穴在大肠经，与鼻有经络联系，又有肝与大肠通之说，对于流涕为常用经验穴。失音穴在脾经，与咽喉和舌有经络联系，再者，董针认为有类似于"夹喉结"的对应关系。总枢刺血对此疾有效，前后对应之意。

冯静平： 感冒喑哑多见，临证可选穴亦数。木穴治感冒不必多言，此处失音穴为董针特色，用于喑哑、咽炎、中风失语、吞咽困难等诸多症候。本案一则为读者提供不同用针思路，再则凸显董针穴组的奇特效应，实欲为初学者树立信心！

【视频演示】 失音穴

【案38】

【原作针方】 彼时拟针：心门、心常、通关、通山、阳陵泉。针前行穴位消毒时，无意间摸到患者双手异常冰凉，见其手背上几处伤口，询问下患者自述半年未愈合（考虑末梢循环差）。诊视其手掌侧（董针掌诊）：左手二尖瓣区与肝区有黑色，连成一线，右手掌亦有明显"生死关"现象，乃思董公所说"生死关"为不治之死候。患者为农民，手部粗糙，依然能显现"生死关"之象，可见病情危笃，于是进行脉诊，左手寸关浮大，疾快，重按无，左尺无，右寸关尺皆无！患者舌苔无，舌尖红，面色像撒上一层灰土一般，看不见半点血色，头发枯槁（像新买的羊毫毛笔，明显为没有津液充容），说话时断断续续。

诊毕余未行针刺，嘱托其家人尽快送患者前往医院，好好照看。随后患者及其家人步行回家，其家人未听从余尽快送患者入医院之托，两小时后，患者在家突然去世。后听其家人说彼时患者已卧床半月有余，去世当天突然能下地行走，能吃能喝，话语增多，但不连贯。余揣知此即"回光返照"无疑。

【作者思路】之前读书时，一直认为"生死关"之说太过危言耸听，未予重视，此案之经历，无疑董针掌诊"生死关"，使我避免了一起医疗纠纷。余当时未敢尝试董针地宗穴和重灸关元穴急救以挽救患者生命，为此心情况痛。望读此医案之同道，能防微杜渐，在保护自身之前提下，做一些于患者有益之治疗。

王庆文：临证不可不诊，盲人瞎马，夜半临池，危险之至。面色像撒上一层灰土一般，看不见半点血色，头发枯槁，望诊下已是脱症，左手二尖瓣区与肝区有黑色，连成一线，右手掌亦有明显"生死关"现象，必是死症，防微杜渐，慎之慎之。

鲍自体：可见掌诊并非空穴来风，皆为前人经验和教训凝结而成，医者多一个知识点可以救人，可以避祸！明裴一中《裴子言医》中说："学不贯今古，识不通天人，才不近仙，心不近佛者……念有专习，穷致天人之理，精思竭虑于古今之书，而后可言医。"研习专业、提高德行，我们一直在路上！

冯静平：针能杀生人，不可起死人。本案不讨论针方，列案于此，是告学者究心，切勿孟浪。临证察微，不可不慎也！世皆云医者救死扶伤，余以为，为医者不过竭尽所能使生者尽量避免病痛，尽可能舒适，有尊严的生活而已，岂不知医者亦难逃疾痛之困。

【案39】

于贵新医案：小儿肺炎

患儿，男，5岁。在某三甲医院诊断为肺炎。1月6日来诊。

现病史：体温39℃，咳嗽，痰黄，胸闷，喘促，喉间有痰鸣，舌红苔黄。

中医诊断：肺炎喘嗽，痰热闭肺证。

【案40】

张伟福医案：肩外伤

患者，宋某，男，60岁。2019年5月19日晚8点就诊。

主诉：左侧肩臂疼痛，活动障碍（上臂不能上举，外旋、后伸等动作受限制）18小时。

现病史：患者因骑车被撞，跌地致左肩臂活动限制，无皮肤损伤，无红肿。检查上肢不能上下、前后、左右活动，功能受限。肩前臂疼痛剧烈，手掌轻微能动，手指抓挠伴有麻木。住院18小时，院方要求患者第二天动手术。舌苔白腻，脉弦紧。

西医诊断：①左肩冈上肌肌腱全层撕裂；②左肩冈下肌、肩胛下肌部分撕裂；③左肩冈下肌、肩胛下肌、小圆肌肌肉损伤；④左侧肱骨头小囊变；⑤左肩关节腔、肩锁关节腔积液；⑥左肩胛下肌肌腱腱鞘、肱二头肌腱鞘积液。

中医诊断：肩外伤（肩凝）。

患者5天前曾因双膝关节疼痛2个月来我处针灸，检查全膝关节疼痛，无红肿。针双肩中，五虎三、四，内关，治疗5天，膝疼症状缓解。故而患者此次仍恳请余为之诊治。

【案39】

【原作针方】大椎穴放血，针重子、重仙、小间穴（左右手交替扎）。2天见效，9天痊愈。

【作者思路】有位高伟生医师，他的儿子2次肺炎都是他扎重子、重仙治好的，节省了2次去医院的医疗费用。余借鉴变化用之。重子、重仙治疗小儿肺炎有特效，小间穴能治疗胸闷吐黄痰，大椎穴放血能泻热降温。

王庆文：一次跟师父提到重子、重仙治小儿感冒发热、咳嗽气喘、肺炎，师父道"董公不欺我"，简简单单的点刺，看似朴实无华，真的随手效应，神技！

鲍自体：针重子、重仙、小间穴算是成方常用。此例尚有高热，加了大椎泻热。高热尚有耳尖、十宣、三商等穴可选用之。

冯静平：大椎刺血泻热，通法。重子、重仙可谓董针针对高热通用之方，临床极为灵效。临证验之，此处按压多反应明确，此处亦肺经循行所过，传统针法于此处少有应用，而董针颇多发挥。董公曾言董氏针法源自扁鹊，虽无法考证，但董针之法当与《内经》所传同为古法。

【视频演示】重子穴、重仙穴

【案40】

【原作针方】第一天泻患侧曲陵，健侧足解穴行针5分钟，健侧重子、重仙、外三关、足五金、足千金、侧三里，治疗半小时，手下臂稍微抬起。加了健侧条口透承山，半小时后上臂能上抬，抬起能外伸展，后展疼痛缓解。效不更方，原方继续针至第四天，患者自述症状好了八成，给予健侧重子、重仙，患侧大白牵引。第五天痊愈。

【作者思路】曲陵为金之水穴，泻能使金不克木，治筋挛拘急，贴筋治筋。足解穴，胃经郄穴梁丘旁下，调理气血作用强大，解新急跌打扭伤疼痛卓效。重子、重仙，肺与膀胱通，治肩背痛特效。外三关活血化瘀，侧三里治疗上臂痛特效，手足逆对，小腿对应上臂。足千金、五金，治肩臂沉重不举。条口透承山属传统十四经治疗肩凝症常用经验穴，条口属足阳明胃经，有理气活血、舒筋通络功用，能缓解肩关节周围肌肉疼痛。

鲍自体：此案甚奇！西医诊断明确，有器质性损伤，按理当手术，但是针灸治之5天即痊愈。按西医的语境，其实人体有强大的代偿和修复能力，针灸治疗多数不是针对患处施针，而是通过穴位"刺激"，让中枢做出良性双向调整。回到本案，也就是中医的"筋伤"，董针治疗穴位很多（选用）：肩肾关、阳陵泉、四肢穴、反后绝、足千金、足五金、四花中等，加相应经络牵引针可以取得良好效果。当然，有些严重器质性问题，那就另当别论了。

冯静平：此案按西医诊断，确系针所不能为。患者求针，竟五诊速愈，实为奇案。作者用针，患侧曲陵刺血，畅通局部气血；健侧足解穴，解气血错乱，患部疼痛；健侧重子、重仙，可针对肩部区域疼痛感，患侧大白牵引针；唯健侧外三关、足五金、足千金、侧三里、条口透承山，此处可商榷。诸穴组皆可治疗肩部疾患，临证细致选取一组即可。

【视频演示】足千金穴、足五金穴

【案41】
秦德茂医案：妊娠呕吐

患者，刘某，女，33岁，护士。其丈夫是我同学，骨科大夫。二人在我市某医院上班。妊娠一月，早孕反应严重，呕吐。半月前其丈夫曾打电话求助，当时考虑甚多，再加之本人的确没有给孕妇针灸的经验，遂给予维生素B$_6$口服。半月期间再无联系。昨天打电话诉说多日以来，呕吐严重，几乎不能进食。给予输液支持治疗以及找当地名医给予中药调理，均无寸效，甚是困扰，问我可有其他办法？考虑到平时关系挺好，也恰巧这些天正在研习董针，便拍图片过去，告知董针疗效奇好，但是妊娠呕吐我不曾治疗过，如果愿意，可以来试试。中午二人相搀扶着来到诊所，其妻面色萎黄，双目无神，双手护胃，时欲呕状，全身无力，一进门便直接去躺在床上了。

随即给予针灸治疗。

【案42】
昌俊江医案：食管癌术后喑哑

患者，男，55岁，2019年3月13日就诊。患者2019年1月3日在本地医学院肿瘤医院做食管癌手术，术后至今一直声音沙哑，来我处咨询能否恢复。征得患者同意后尝试用董针治疗。

患者第二天来诊时，声音沙哑明显好转。左右交替针灸7天后声音已基本正常，其间患者去外地一月，今日来诊所时声音已完全恢复。

【案41】

【原作针方】双侧通关和通山穴。针后大约10分钟，自诉胃部舒服多了，留针40分钟，诉饥饿，恶心感消失，遂起针。今天中午，二人前来，自诉恶心呕吐等感觉已顿失，昨天已正常进食。观其面色和神态，容光焕发，已彻底恢复，与昨日来诊时判若两人。因患者害怕反复，要求再针一次。治法如昨！

鲍自体：通关、通山、通天穴组为董针治疗（妊娠）呕吐之要穴，穴在大腿前，接近胃经，也有所谓补火生土（脾）之说。用之宜慎！"医生不愿意为患者冒险，可能是患者最大的风险"。

冯静平：妊娠呕吐，传统针灸多以内关（公孙）、足三里为主，宽胸理气降逆。董针通关、通山、通天穴组独具特色，为董针治疗呕吐之要穴，于妊娠呕吐尤有卓效。然虽有记载，但如今医者往往难以为之，皆因考虑孕妇关系重大，恐生变故，故而关于针灸治疗妊娠呕吐鲜有临床报道。虽此案甚效，然尤须敬告诸位，临证切勿孟浪，董针虽多有奇效，亦不可挟技自负，旁生枝节。

邱雅昌评注：我个人一直在劝告临床的医生，孕妇事关重大，不要随意给孕妇扎针，谨慎使用通关、通山、通天治疗妊娠呕吐。但此案因为孕妇呕吐已经非常厉害，再三拜托这个亲戚好友帮她扎针，故为之，取得非常好的疗效。

【视频演示】通关穴、通山穴、通天穴

【案42】

【原作针方】失音穴，背面穴；留针一个半小时。

【作者思路】失音穴主喑哑，背面穴主发音无力，两穴同用，针简力专，协同取效。

鲍自体：专穴专用！可试总枢！

冯静平：背面穴同传统经穴肩髃穴，用治发音无力系董针特色发挥。背面穴与失音穴，两穴运用独具特色！

【视频演示】背面穴

【案43】

杨天学医案：偏头痛

患者，赵某，女，48岁，诉偏头痛10余年。就诊的大小医院不计其数，无明显好转，非常痛苦。

2019年6月1日来我处诊疗。

主诉： 右侧头部昏沉而痛，胸脘满闷，时有恶心，四肢逆冷，食欲不振。

查体： 舌苔白腻，脉象弦滑。

【案44】

李安吉医案：小儿睾丸鞘膜腔积液

患儿，10岁，自幼患有睾丸鞘膜腔积液，单侧，平日劳累、摄入寒凉饮食后积液增多，常伴有下坠感，休息后可自行减少，透光试验可见睾丸下方有液性透明状积水。经多方治疗无效，准备选择手术治疗。

【案45】

格日草医案：面瘫

患者，女，20岁，高三学生。从外地坐火车返西藏那曲参加高考，一下火车就感觉脸上不舒服，第二天晚上发现自己面瘫了。遂于2019年5月29日来医院就诊。主诉头痛、恶心。表现为右侧眼睑不能闭合，鼻唇沟消失，口角下垂咽向左侧，无法完成抬眉、鼓腮等动作。该患者无既往病史，经CT等检查，结果无明显异常。

诊断为周围性面瘫。

【案43】

【原作针方】健侧侧三里穴、侧下三里穴、鼻翼穴，留针40分钟。下针即效，随访1个月未复发。

【作者思路】侧三里穴、侧下三里穴在胃经与胆经之间，能治疗偏头痛。久痛必虚，鼻翼是治疗气虚所致疼痛的主要穴位，所以三穴合用，效果神速。

鲍自体： 董针有侧三里、侧下三里、肾关治慢性头痛。此处用鼻翼补气也可取效。久病有瘀及肾，灵骨代替鼻翼不知能起效否？

冯静平： 相信读过本书，读者对侧三里、侧下三里穴组会有较深的印象。

【案44】

【原作针方】一次偶然机会通过网络接触到董氏针灸邱雅昌老师的视频，看到中间、大间、小间、外间、浮间穴联合针刺可以治疗小儿疝气。那时的我对董氏针灸比较懵懂，根本不知道怎么扎，由于本人是学传统针灸的，根据董针治疗疝气的原理我在琢磨，是否对小儿睾丸鞘膜腔积液有效，只因病根都在下焦，部位相近。可查阅资料发现以上几组穴位只针对寒疝、气疝、睾丸坠痛有效，没提及对小儿鞘膜腔积液是否有效，于是抱着尝试的心态，每次针单侧手，这几个穴位全部扎上，第二天换另一只手，每次只留针10～15分钟。连续7天后发现再无以往受累或摄入寒凉食物后睾丸积液增多的现象，初步判断治疗有效。因患儿怕痛，哭闹不配合，后来坚持间断针刺，有时1周1次，1个月后对比发现积液减少，后改为每周1次，每次10分钟，连续再治疗2个月，痊愈。

【诊余随感】以上五间穴均用于治疗心脏病、膝盖痛、小肠气、疝气、睾丸坠痛、眼角痛等病症，但是在董针的很多穴位中，能够直接通"六腑神经"的穴位不多，"五间"穴组正好全部通"六腑神经"（此处"神经"非现代解剖神经概念，系董公据实效仿现代医学概念推定，以下所言"神经"同此），根据"人体瘀积性疾病皆属于腑气不通或阻滞所为"的原理，加上本组穴位本身治疗睾丸坠痛，再次证实了我当初的治疗是对的。大间、小间能治疗上呼吸道感染，说明"肺支神经"所为，根据脏腑别通——肺和膀胱别通，孩子受寒受凉积液增多属肺阳不足，无力推动体液的运行。外间、浮间皆可治疗泌尿系统炎症，根据脏腑别通理论，肾和膀胱属表里关系，肾和三焦别通，故三焦瘀阻水湿下注于睾丸腔。这几个穴位皆通"六腑"，针刺既调动了肺气、补肾气，同时增强了"六腑"的运行功能，对各种水湿之邪有"引水入渠"之意，实属董针妙哉之处。

此案例的成功使本人从此和董氏针灸结下不解之缘，也因此爱上董针，并由传统针灸转为董针爱好者。可喜后来遇到邱雅昌老师，深深地被老师的人格魅力所折服，2017年9月，有幸成为老师门下弟子，逐步成为董针的推广者。愿为董针未来的发展传播，贡献自己绵薄之力！

王庆文：鞘膜积液，习惯予西医鞘膜翻转手术，哺乳期小儿母亲食用虾油（偏方）也或有效。没有对董针坚定信心，我之过。上例印证无数次的猜想，感谢李安吉师兄。

鲍自体："五间穴"总以大肠与肝别通和手躯对应为原理治疗疝气、睾丸相关疾患！董针有时并不深究病名，多有按部位、经络治之有显效者。

冯静平：食指五间穴是董针独特应用，验之确效。"肝足厥阴之脉……狐疝……"，故而亦可考虑火硬、火主、上三黄等。

邱雅昌评注：这种病比较麻烦，小儿睾丸鞘膜腔积液一般治疗就是手术。李安吉医师是本人的徒弟，在未拜师之前使用五间穴，大、中、小、外、浮间，来治疗小儿睾丸鞘膜腔积液见奇效，可以说是大胆的尝试。

【案45】

【原作针方】 针取双侧足三重、健侧灵骨、大白。每晚用茴香和肉豆蔻的粉末灸患侧阳白、地仓、下关三穴，每穴大概艾灸3分钟。

针灸2天后头痛、恶心等症状消失，眼睑虽仍无力但也能轻轻闭眼了。之后每天都有好转，10天后痊愈，未再发。

【作者思路】 患者因过度疲劳，外感风寒趁虚而侵袭面部经络，导致气血瘀阻，经脉功能失调，筋肉失于约束。足三重活血通络，调理气机。灵骨、大白属阳明经，经脉所过，主治所及。

鲍自体：取双侧足三重用于早期面瘫值得商榷，但总以疗效说话。谈谈有关电针在面瘫治疗中的话题，关于此病使用电针与面肌痉挛的关系，2019年四川省针灸学会年会一教授观点，引用如下："本病在针刺治疗过程中应慎用电针。未使用电针的患者，未见面肌痉挛发生；出现面肌痉挛的患者，均有使用过电针的记录；使用过电针的患者，并非必然发生面肌痉挛。"非常中肯！

冯静平：面瘫、周围神经病变，本书已有前案涉及。虽然阳明荣于面，但临证足三重似乎更佳。三重位属足少阳胆经，针对神经疾患确更有效。

邱雅昌评注：面瘫大部分是周围性面瘫，还有因为脑神经导致的面瘫。本人习惯使用杨维杰老师所教的足三里、上巨虚，以三寸深针久留，进针时针尖稍微朝上，足三里大概75°朝上，上巨虚大概60°朝上，留针时间以90分钟比较好，甚至可以到2个小时，常常一次、两次就见效。上巨虚、足三里的应用应该是使正气增加，并非阳明之脉荣于面可以说明。

【案46】

王伟增医案：眼睑瞤动

患者，王某，女，52岁。自述左眼皮不自主跳动2个月，近5天加重，未经其他治疗来诊。

刻诊：体形肥胖，表情自然，面色红润，眼干涩，视力正常，舌红少苔，脉弦数，睡眠不规律，纳可，二便调。有糖尿病史5年。

【案47】

钟志峰医案：耳鸣

患者，女，56岁。一日下午5时起，突发右侧耳鸣，如飞机隆隆声，即来就诊。

诊脉：尺部迟缓，诉四肢末端怕冷，自觉有冷风向外排。

查体：颈椎无明显压痛。

诊断：神经性耳鸣。

证型：肾气不足。

【案46】

【原作针方】 右侧肾关、侧三里、侧下三里、阳陵泉，适当做眨眼运动，平补平泻，留针40分钟，每10分钟行针一次。一次轻，二次效，三次愈！

【作者思路】 师父邱雅昌先生编写的《董氏（正经）奇穴实用手册》上写得一清二楚，不再重复！唯独有一点不自信，加了筋会阳陵泉，也许是画蛇添足。

鲍自体： 此穴组为治面肌痉挛常用穴组。也可用腕顺一、二（从经络——小肠经到颧），也可用中九里、七里（从风治）。大白与腕顺同用（全息应头、经络到面）。切入点不同，选穴也不同。

冯静平： 以左治右，以右治左，此阴阳之具象也。此亦《内经》之法！可知传统针灸，董氏针灸，并不乖离！侧三里、侧下三里以侧治侧，肾关位居脾经循行线兼顾脾、肾，针对患者舌脉阴虚之象。

【案47】

【原作针方】 灵骨、大白、肾关、太溪、阳陵泉压痛点。针入5分钟后，患者自觉耳鸣消失，出针观察时，诸症皆已。后续电话跟踪随访，未复发。

【作者思路】 耳鸣是一种多因素造成的症状，也是多种疾病的伴随症状，更是很多严重疾病的首发症状，其发生的病因机制较复杂。中医治疗从整体思维来考虑，少局部处理，效果比较显著。此案从四诊分析，肾阳不足，气血推动无力，故用灵骨、大白补肺肾之气，太溪、肾关滋肾阴，从阴引阳，使上下经气贯通。

鲍自体： 针入5分钟耳鸣消失，可见诊断分型明确，治疗处方恰当（如果研习董针没有基本中医知识只能依葫芦画瓢，可能治疗效果不会太理想）。腕顺一、二可补肾，有经络入耳可以选用。针叉三透穴甚多，通过手足少阳关系治耳鸣亦效。

冯静平： 耳鸣、耳聋皆非易治，新发突发，相对较易治疗。《内经》"上气不足，脑为之不满，耳为之苦鸣"。此案患者颈部无压痛，可排除局部颈椎影响；四肢畏寒，灵骨、大白补气，太溪、肾关培补肾气。耳内突发轰鸣，阳陵泉泻实。

邱雅昌评注： 有关耳鸣的中医辨证，请读者参考名老中医干祖望医师之论点，不加赘述。

【案48】

李安吉医案：崩漏

患者，女，36岁。平素月经规律，唯近3个月每次行经量多，前3~5天量多过后一直似断非断，每天有少量经血淋漓不净，持续约12天。患者经西医口服止血药无效，因担心本月再次出现之前行经症状便提前寻求治疗。

查体： 患者面色萎黄，轻度贫血面容，舌淡胖，舌尖瘀点，舌边齿痕，脉沉滑，自述平日小腹有微胀感。

【案49】

邱牛高医案：腹泻

患者，李某，女，57岁，2019年9月2日就诊。诉腹泻1天余，日10余次。因中午鲫鱼汤未放入冰箱，晚上继续食用后致泻。脉濡，舌边齿痕多，苔白。诊断为泄泻（素体寒湿，今感伤食）。治以除寒祛湿。

【案48】

【原作针方】选穴妇科、还巢（单侧交替），加上白穴，隔日1次。3次后本月月经如期而至，经行5日净，经量基本正常。

【作者思路】崩漏，中医认为是由冲任不固所致，指妇女月经非时而下，量多则为血崩；出血量少，淋漓不断如雨后屋漏，常被称为漏后，因两种症状常相互转化，所以合称"崩漏"。多见于青春期、生育期、更年期妇女，如不及时治疗很容易引起贫血。排除全身器质性病变等因素，妇科检查一般无特殊发现，个别人有子宫略增大或触及胀大的子宫。

妇科、还巢穴是董针治疗妇科疾病之要穴，对子宫炎、子宫肌瘤、月经前后不定期、白带异常、不孕等妇科病兼乳腺病等均有很好的治疗作用。上白穴为治疗眼疾要穴，治疗眼角发红、结膜炎、近视、弱视、眼痒及坐骨神经痛、胸痛等，邱师在第2版《董氏（正经）奇穴实用手册》中提出可以治疗踝关节扭伤，同门王庆文师兄用此穴治疗目赤暴痛。上白穴的位置和传统针灸的经外奇穴断红穴属同穴异名，断红穴定位在手背第二、三掌骨间，此穴能补气固脱，顺经气而能固，经气固则血止，用于治疗崩漏见效快，常能收到满意效果，而且对身体无任何副作用。

妇科、还巢、上白穴组于行经期间亦可正常针刺，曾治一例经行8天淋漓不尽的患者，以上穴组针后1次见效。

鲍自体：妇科、还巢为要穴，通治妇科诸疾。此例后期辅以妇科、还巢、下三皇交替可标本兼治。

冯静平：妇科、还巢为董针通治妇科疾患之穴组。上白亦即传统经外奇穴断红穴。此案得效，皆临证经验效穴之用。本书中尚有邱师指导崩漏一案，读者可互参。

邱雅昌评注：通常用上白或者又一即可，但是在崩漏厉害的时候，出血量比较大，要用隐白穴。

【案49】

【原作针方】针六完、水曲；艾灸中脘、神阙。1次痊愈。

【作者思路】根据师父邱雅昌先生《董氏（正经）奇穴实用手册》中记载经验，六完穴有血流不止"止血"之功效，继而大胆推测："止血"→"止水"，定义六完、水曲为"止水"穴组，临床运用于腹泻、浮肿、流血不止等症皆有大效，读者诸君不妨一试。

鲍自体：六完、水曲，"止血→止水"，从止血到治腹泻，此案有效，我们可以小心求证，多一个思路也未尝不可！大胆推测：①此案起效是否艾灸的作用？②此法有无闭门留寇之弊？急性腹泻验之临床：右肠门、双门金有显效。

冯静平：读本案叙述部分，读者可曾立即想到分枝上、下穴组？抑或肠门、肝门，腑肠四穴？总之，临证绝非一法一方。此案延展思路："止血"→"止水"，亦非不经，须知六完、水曲，皆位于足少阳胆经循行路线，胆主疏泄。

【案50】

林国庆医案：肺气肿

患者，陈某，男，68岁。8年前因身体不适，胃纳差，稍劳作即觉呼吸局促，喘不及息，在当地医院检查确诊为肺气肿，后虽经多次住院医治，均疗效不显。2019年8月适逢我回乡下，来我处求诊。

接诊时患者因饮食胀气，步行10米左右便喘不上气，须即刻坐下歇息，6分钟后呼吸才恢复正常。患者自诉，睡觉时只能侧卧，且常因呼吸困难而醒来，须坐起待呼吸顺畅后才能继续入睡。晚上冲凉亦须其夫人帮忙，否则自己一用毛巾擦身即致气喘不已。余观察患者面色偏红，手掌呈猪肝色。

一诊：针毕，患者感觉呼吸顺畅，气喘明显改善，可以步行40米左右，歇息3分钟左右即可恢复正常呼吸。当晚勉强可以一个人冲凉，但夜里仍会因呼吸不畅而醒来。

二诊：留针过程中，患者满面笑容，说现在很舒服，感觉身体一点问题都没有。起针后患者能步行80米才觉气喘，约1分钟即恢复正常呼吸。

三诊：患者病情稳定，针方略有调整，患者自觉轻松舒适，胃胀气消失，呼吸可达腹部。三诊后我离开家乡，未能继续帮患者治疗，10天后电话回访，患者反映针后1个星期内病情稳定，1个星期后略有反弹，但同之前相比已好转很多。

【案50】

【原作针方】一诊：针双内关，右灵骨、大白，左鼻翼；二诊：2天后针双侧四花上、驷马中，右土水，留针45分钟；三诊：针双四花上，双驷马，双内关，左灵骨、大白，左鼻翼，留针45分钟。

【作者思路】灵骨、大白、内关、驷马、四花上、鼻翼等都是补气、强心、健体要穴。灵骨、大白在大肠经上，与肺相表里，与鼻翼穴同用，补气效果快且好；驷马、四花上调理脾胃，脾胃为后天之本；内关强心，肺喘多因心力不足；土水穴也起脾肾双补的作用。这些穴位灵活运用，疗效显著而持久。

王庆文：喘证难医，俗语：喘证难煞老医。肺心病补气、强心，又加土水脾肾双补，得当。

鲍自体：肾不纳气，适当选取（配合）水金、水通或下三皇。

冯静平：喘不得卧，总归肺、胃、肾。肺为气之标，肾为气之根，肺起于中焦，肾主纳气。董针灵骨、大白、驷马、四花上诸穴均属肺胃要穴。内关，八脉交会穴，亦以胃心胸为要。

【视频演示】驷马上穴、驷马中穴、驷马下穴（足驷马）

【案51】

王亚医案：小儿多动症

患儿，男，5岁，因感冒后夜咳较重来诊。在治疗过程中发现孩子多动明显，每次来诊，上蹿下跳，大呼小叫，烦躁不宁，针灸时也不能安静地躺在床上。家长表示，孩子平日晚上睡觉时也需要大人强制按着才能入睡。

【案52】

王万里医案：痤疮

患者，张某，女，33岁，2019年8月因面部痤疮来诊。自述15岁起，面部反复起痘，甚为烦恼，因面部青春痘，以致不愿意工作、与人交往。平素嗜食辛辣。

查其口气重，舌苔白腻。嘱其每晚清洗面部后涂抹芦荟胶，给予针治。

【案53】

秦德茂医案：耳鸣、面如火烧

患者，女，65岁。自诉双侧耳鸣、颜面部如火燎10余天，痛苦不堪。在某医院五官科诊断为神经性耳鸣，具体用药不详，无效，方来诊。经询查，患者耳内轰鸣，口苦，烦躁，伴颜面潮红。

【案51】

【原作针方】想起师父书中提到的"怪三针"治疗小儿多动症，即为之加针"怪三针"：正会、鼻翼、次白。3次后，孩子明显安静很多，来诊时居然主动躺在床上，静候我来针，实在不可思议，他奶奶说他晚上睡觉也安稳了许多。后又来扎了2次，一共5次，目前孩子行为表现基本正常。

鲍自体：此处方对神志疾患确有疗效。一女患者，23岁，从初中开始，一有空闲就撕手上的皮屑，能够从没有皮屑的地方撕出皮屑来，乐此不疲。我由邱师指导，给予神五针、上瘤治疗，痊愈。

冯静平："怪三针"之正会（百会）、鼻翼、次白，临床针对精神类疾病，为胡光医师首创，邱师由此推衍出神五针：正会（百会）、镇静（印堂）、鼻翼、次白、神门，对此类病症更具卓效。

【案52】

【原作针方】少商、商阳刺血，针足驷马，连续3天，停3天。如此治疗1个月以后，面部皮肤逐渐恢复，痘印消退。

鲍自体：法简效宏，值得推广应用。配合耳背刺血亦佳。

冯静平：肺主皮毛，起于中焦，肺与大肠相表里，阳明经循行颜面部；少商、商阳为肺与大肠经之井穴，足驷马穴是董针治疗皮肤问题的特效穴，且在足阳明胃经循行路线。

【案53】

【原作针方】给予针刺木穴、胆穴、火膝、头临泣。穴均取双侧。针10余分钟后右侧耳鸣、颜面部发热症状均已消失。加针左涌泉，继续留针半小时，所有症状均除，一如常人。

【作者思路】该患者病程短，起病急，考虑为肝胆实火，上扰清窍，故直取肝胆同名穴木穴、胆穴，以火膝醒脑开窍降火，涌泉引火归原。是病瘥。此病例符合董针简、效、廉特点，故以飨读者。

鲍自体：叉三对此型耳鸣亦效，可加听会做牵引。

冯静平：木穴、胆穴依穴名，头临泣依经，皆可归于肝胆之用；火膝即少泽，归手太阳经循行，手太阳经亦入耳中。涌泉取之较痛，或许太冲透之亦可。

邱雅昌评注：穴位治病，用之有效即可，不必强为解说。若冯医师之论，徒增纷扰而已。

【案54】
魏玉成医案：肾结石

2019年12月12日早上6时许，本人被左侧剧烈的肾绞痛痛醒（过往检查有肾结石史），本想去医院检查，但到8点左右时，疼痛实在难忍，于是对着镜子自扎董针。

【案55】
吕金明医案：头晕

患者，张某，女，42岁，护士长。一日头晕胀痛伴恶心来诊，自述：血压140/100mmHg，从未如此高过，且头痛，头晕涨难忍。为其取穴针灸，针入即觉头部清凉舒适，稍行针，十几分钟后诸症皆已。取针后再量血压120/90mmHg，身体清爽，头部已无不适，嘱其注意休息。

第二日测血压130/90mmHg，但无头部不适，因其畏针，未予再针，亦未服降压药，几日后血压逐渐正常，头晕胀痛恶心等诸症未再出现。

【案56】
杨天学医案：手颤

患者，陈某，女，83岁。2020年1月12日不小心跌倒后，左手不由自主颤抖，吃饭不能端碗。2020年1月21日来我处就诊。

查体： 脉弦紧，舌苔薄白，舌微颤动，左手不由自主地摇晃。

【案54】

【原作针方】双侧马金水穴、马快水穴，右侧中白穴、下白穴。大约5分钟后，疼痛大幅减轻，虽然痛感仍在，但是已经可以接受，留针45分钟后拔针。大约10点，小便时有少量血尿，排尿时明显能感觉有东西向尿道口靠近，于是又开始疼痛难忍。这期间多次喝水，于10点40分左右排出一粒大小0.8cm×0.5cm结石，之后疼痛消失。

鲍自体： 马金水、下白为董针治疗肾结石的经验方，马金水为太极全息对应肾的区域。

冯静平： 马金水、马快水穴近传统颧髎穴，为董针治疗肾结石之经验要穴。中、下白位近传统中渚穴，为董针治疗肾系疾病之二二手部之经验要穴。此案系作者亲历，值得参考研究。依经络而言，肝经，环阴器抵小腹，首选思考火硬、火主，或直取上三黄。结合本案，肝经"其支者，从目系下颊里，环唇内"，马金水、马快水所属，与肝经可谓一颊之隔。如此分析，或不免于邱师所言"中医理论往往一表八千里，无所不通"，但余意以为抛砖引玉，诚读者明鉴，若于临床可有发挥，不揣余之浅陋。

邱雅昌评注： 冯静平提到本人经常讲"中医理论往往一表八千里，无所不通"，这个确实是事实，也是我们要避免的。这就是为什么我们很重视验案的原因，要临床验证，以实践疗效为准。

【案 55】

【原作针方】为其针：左足火连、火菊两穴；留针 45 分钟。

【作者思路】火连、火菊治头痛（前头痛、后头痛）、头涨，确有效验。今验之，对于血压高引起之急性发作效果更佳（若平素血压高，测量血压突然升高并伴头疼、头晕、恶心症状，要考虑中风可能，须结合实际情况谨慎处理）。另，现今人们长期低头玩手机、电脑而导致之头蒙、头晕、头涨，伴恶心、眼胀酸涩等症，单取一足火连、火菊，疗效亦佳。

鲍自体：火菊、火连治头痛、头晕、高血压，原理与头足对应或"清心火、疏土缓肝"有关。是常用穴位，配合肾关治手麻有良效。

冯静平：火连、火菊，穴近传统针灸之公孙、太白，公孙系八脉交会穴，公孙冲脉胃心胸。此案用针即以下治上之用针法则。"头面之疾针至阴""顶心头痛眼不开，涌泉下针定安泰"，如火主、火硬，或太冲透涌泉皆可为用。读者细品，切勿胶着。

邱雅昌评注：冯静平的临床分析当然有一定的道理，但是按照这么讲的话，那针灸的疗效就成了这样说也通、那样说也通，所以我们不建议把这种说法推广，还是要以经验用穴为主，这很重要。

【视频演示】火连穴、火菊穴、火散穴、水晶穴、水相穴、水仙穴

【案56】

【原作针方】深针上三黄，45分钟后起针。扎针10分钟后，患者手不抖了。当天晚上能端碗吃饭。1月22日来，诉完全恢复，就未再针。随访未见复发。

【作者思路】患者属于肝风内动，上三黄在肝经上，取用治疗此病犹如雪中送炭，显示了董针的神奇。

鲍自体：上三黄为肝之总神经，治肝（脏腑）、风、筋骨病有良效。对于董公书中所谓"解剖"者，门人皆知是指中医语境下的（脏腑）功能而言，在临床有指导价值，但也有很多矛盾和不清楚之处，目前有前辈主张去掉"解剖"一项，但个人认为"解剖"还是有一定可取之处。此案患者年龄大，手颤事小，跌仆后恐有中风之虞，经此一治，一举两得。

冯静平：诸风掉眩皆属于肝。上三黄，肝系疾病首选。此亦董氏针灸五脏辨证简明之处。

【案57】

魏忠兵医案：煤气中毒

本人家属，女，47岁。因家中烧煤炉取暖不慎，导致煤气中毒。症见双眼模糊重影，口唇面部麻木，言语不清，耳鸣，左侧肢体麻木无力，恶心呕吐，心跳加快。因家人不信针灸，拒绝余为其施针救治，遂即送往某人民医院，确诊煤气中毒，入院8天。出院2天后，又出现之前煤气中毒症状，因是夜晚，不便去医院，余当即予以针灸治疗。

【案58】

黎明医案：宿醉

患者，男，37岁，健身教练。平素少饮酒，因前日晚餐聚会，饮啤酒10余杯后醉酒，呕吐不止，间隔半小时即呕吐，以致呕吐黄水，一夜未眠，卧床不起，食饮不下。次日，邀余诊时，患者症见头痛，头晕，浑身酸痛，无力。

余为之针治。施针后嘱患者配合缓步行走，以求动气。大约3分钟后，患者自觉症状消失大半，继续留针约15分钟，自觉身体舒畅，基本无虞。

【案57】

【原作针方】耳尖穴、总枢穴刺血，针双侧分枝上穴、分枝下穴，约留针半小时到45分钟。共计2次，诸症皆已。时至今日，再无症状。

【作者思路】分枝上、下穴为董针解毒要穴。穴近传统经穴肩贞穴旁，为小肠脉气所发。能分清泌浊，疏利三焦。调整内分泌，增强免疫功能。总枢穴，在哑门风府区域，主治六腑不安、呕吐、发言无声。《肘后歌》：腿脚有疾风府寻；《针灸甲乙经》：足不仁，刺风府。风府穴在督脉有提阳功效，家人症见肢体麻木无力，故取之。耳尖穴，可调和脏腑阴阳，调济水火，达到通经活络、活血化瘀的目的。

鲍自体：专穴专用，可作为应急使用。

冯静平：此案首选分枝上、下穴，中毒救急之经验选穴，再则耳尖、总枢（风府区域），皆为传统醒脑急救之法。总枢穴之用亦合董针对症取穴。此案患者气逆阻隔于上，按其症状亦可考虑通关、通山、通天，或灵骨、大白、火硬、火主、开四关等，但总不如见病求因，知其中毒所致，直取分枝上、下穴，再消息取穴，为速为简。

邱雅昌评注：用分枝上、下治疗毒蜂毒蛇咬伤等确有很多验案。董公也提到分枝上、下对治疗煤气中毒、农药中毒有疗效，这个医案可以让我们参考。

【案58】

【原作针方】董针左侧三叉三穴，右侧灵骨、大白穴。

【作者思路】患者因醉酒已呕吐一夜，胃中空虚，且症状表现为全身无力、酸痛，首要当调畅气机以扶正。灵骨、大白穴具温阳补气之功，且可贯通上下，纵横三焦，为董氏针灸之第一大要穴组；三叉三、中白、下白穴，三穴均位于手少阳三焦经，三焦为气机升降之枢，《难经》云"三焦者，水谷之道路，气之所终始也"。故以三叉三穴一针透三穴，贯通中、下白；三针并用，共同调畅气机而效。

鲍自体：此案用叉三"抗疲劳"，灵、大温阳补气符合病情。董针解酒穴位：正本、耳环！醉酒也属于酒精中毒，何不也用分枝上、下？

冯静平：叉三、大白是治疗头痛的灵效验方，醉后头痛头晕，用之亦效。果如经言，"刺家不诊，听病者言"，见症知针矣。

邱雅昌评注：原作者说叉三一针透三穴，一般来讲是一针透两穴，透液门穴、中渚穴，或者董针的中白、下白穴。

【案59】
马晓琼医案：喘息性肺炎

患者，男，47岁，于2018年5月7日上午10时许，由妻儿搀扶来诊。家属代诉：患者13天前感冒，全身酸痛，无发热，自服氨咖黄敏胶囊2天，效果不佳，时有干咳。继往一中医门诊，煎服汤药11天，治疗期间更换3次处方，仍疗效不佳，逐渐出现咳喘气促、心悸，于活动后加重，夜间不能平卧，夜尿次数逐渐增多，达7~8次，下肢沉重，大便不利，纳差乏力，睡眠差，行走不利。

刻诊： 骨瘦面白，眼窝深陷，唇白指颤，呼吸短促，大汗淋漓，肌肤湿冷，佝偻躬身状，腿不能抬，只能平挪。舌淡苔白腻，脉沉细数无力，双肺满布喘鸣音，咳白痰，下肢水肿。体温37.8℃，血压96/48mmHg，心率142次/min。

西医诊断： 喘息性肺炎。

中医诊断： 肺肾气虚证。

初诊输液抗生素、维生素类药（连续6天）。取穴针灸。

二诊患者可自行步行来诊，体温37.3℃，血压101/58mmHg，脉搏132次/min，触诊皮肤汗出有所好转，肢冷稍有改善，自诉夜间起夜小便4次，睡可平卧。根据症状调整针方。

三诊患者体温37℃，血压103/62mmHg，脉搏121次/min，律齐，面色淡红，略有汗出，下肢水肿略减，夜间小便2次，睡眠较好，气促减轻，无心悸。

四诊患者脸色微红，口唇转红，自诉下肢明显有力，有食欲，体温37℃，血压106/73mmHg，脉搏112次/min。睡眠正常，咳喘明显减轻，大便1次，通畅，色黑糊状。

五诊患者行如常人，面色如常，口唇略白，皮肤湿冷好转，偶咳，痰少，夜间小便1次。体温36.8℃，血压118/76mmHg，脉搏98次/min，律齐。

六诊患者已无喘促，饮食睡眠正常。体温36.6℃，血压122/78mmHg，脉搏88次/min，双肺听诊无异常，下肢无水肿。

七诊患者自诉身体基本恢复，停西医治疗。针灸后，嘱其继续治疗，然患者未再续诊；1个月后偶遇，患者自述身体状况良好无虞，3个月后患者来门诊给家属买药，一切正常。

【案59】

【原作针方】

一诊：针左侧木穴、人皇，水金、水通。

二诊：针左灵骨、大白、木穴，右肾关、天皇。

三诊：针右木穴、下三皇、肾关，水金、水通。

四诊：针右止涎穴，重子、重仙，左肾关、天皇。

五诊：针左灵骨、大白，水金、水通。

六诊：针左下三皇、肾关，右重子、重仙、人皇。

七诊：针左重子、重仙，右下三皇、肾关。

【作者思路】患者感受外邪，因失治致机体失常，延至虚衰，肾气不足，支饮喘咳，肺卫不固，大汗淋漓。该患者病程10余天仍然低热自汗，外感未愈，故施针木穴，以治疗感冒，兼以敛汗；水金、水通补肾止喘；灵骨、大白，纵横三焦，气通五脏；下三皇健脾除湿，补肾利水；肾关强肾。取止涎穴因患者觉得口中淡，不思饮食，兼有自汗，参杨师公"本穴在肺经上，有补气收摄之效"。

鲍自体：据描述相关信息，"肺肾气虚"比较典型。水金、水通符合病情。重子、重仙临床用于初期肺炎具有较好疗效。久病多可用下三皇、灵大固本，四花系列点刺对于宿痰效好。

冯静平：董针水金、水通穴组，通治一切气逆之症。《素问·骨空论》："其病上冲喉者治其渐，渐者上侠颐也。"可见董针与《内经》所用相类近，此皆古脉之源也！本案初取木穴不如直取重子、重仙，因患者仍有发热症状。

【视频演示】止涎穴

【案60】

苏飞医案：耳鸣

患者，毛某，女，65岁，江西上饶人，于2019年8月27日来诊。

主诉： 右耳轰鸣半年余，加重1周。

右耳轰鸣严重时，影响听力、睡眠，连及左耳。刚发病时，耳如电风扇轰鸣，曾于当地诊所输液数日，未见效果，后于乡镇卫生院住院常规输液加中药治疗，亦不见效，日渐加重，甚为苦恼。听闻我处针灸能治杂病，遂来试诊。

患者身高体型皆匀称，睡眠质量略差，饮食、二便正常，心态平和，平素身体较好，既往无其他疾病、手术史、外伤史。

刻诊： 右侧耳部耳门、听宫、听会、翳风无压痛，右侧枕后肌群皆无压痛，耳中无分泌物。舌苔白，舌质略红，舌边更显。手诊整掌颜色略黄，小鱼际部略微有青筋，余部无异常。

诊断： 耳鸣。

【案61】

鲍自体医案：眩晕（颈椎病）

患者，曾某，女，76岁，退休职工。

主诉： 眩晕、恶心呕吐5天。

现病史： 患者无明显诱因出现眩晕、恶心呕吐5天，卧床闭目不能转头，转头即吐。为我院内科住院患者，被诊断为"梅尼埃病"，已用扩血管药、活血化瘀药、止吐药5天，效不显。2018年11月19日请我科会诊，嘱其完善检查。

查体、检查： 眩晕恶心呕吐，神差，耳鸣，四肢不温，舌淡，脉细弱。11月20日CT示：颈椎曲度变直、骨质增生，颈椎间盘突出。

诊断： 眩晕（颈椎病）。

【案60】

【原作针方】27—29日，取健侧叉三加灵骨、大白，左右交替针刺。30—31日舌苔白已缓，单用一针健侧叉三。9月3—4日单用叉三，耳鸣已然痊愈！总共针灸7次，半年余的耳鸣症状消失。

【作者思路】患舌苔白，阳虚则寒，灵骨、大白，为董针温阳化气第一穴组，通利三焦，灵骨靠近十四经之合谷，合谷治头面部疾病；患者年过六旬，小鱼际略有青筋，判为肾气虚，肾与三焦别通，叉三，一针透两穴，通利三焦经之中渚、液门（邱师之穴位空间论）。叉三穴在邱雅昌博士书中有治疗耳鸣之发挥运用，验之颇为实用。

鲍自体：灵骨穴益气补肺肾，对耳鸣有效。耳鸣加上局部听会作为牵引针可以提高疗效。

冯静平：前番已有耳鸣之案可参，此案针简而效佳，思路清晰，供读者比较参考。临证明辨，切勿落入经验之窠臼。

【案61】

【原作针方】治疗取穴：总枢刺血（共1次）。

19日：双侧灵骨、内关、肾关，留针1小时，起针后能自己起身，眩晕恶心症状减轻。

20日：在上述针方基础上加上三黄。

治疗效果：1次治疗症状减轻，7次痊愈。

【作者思路】此案中医认为肝肾不足，肾精不足、脑髓空虚导致眩晕之症。故给予董针灵骨以温阳补气，"疏活脑中气血"，又因脏腑别通关系，肝与大肠通，有一定息风止眩的作用。内关穴是手厥阴心包经常用穴位，具有宁心安神、止吐的作用，为传统十四经重要穴位。肾关为董针温补肾阳之气的常用穴位，有补肾益脑的作用。上三黄是董针治"肝"专用穴组，眩晕多与肝风有密切关系，《经》云"诸风掉眩，皆属于肝"，上三黄用在此处甚为适宜。总枢穴刺血，是董针止呕吐专穴，有前后对应之意。

鲍自体：董针名"董氏针灸正经奇穴学"，与正经有关，归属于中医！这一点很重要，是一个根本问题，因为只有认同这一点，董针才有根，才符合董公原旨。回到此案例，眩晕病因病机是复杂的，本案是"肝肾不足，肾精不足、脑髓空虚导致眩晕"，用上述穴位取得疗效，可见，董针配合中医基本理论是董针取得疗效的关键因素之一。

冯静平：颈椎问题现代多以阳经取穴、局部取穴为多，如取风池、风府，颈夹脊穴组等，亦可考虑按传统思路取董针腕顺、中白、下白等；又患者眩晕，亦可继续考虑肝门、心门等等？本案患者眩晕症状，考虑诸风掉眩皆属于肝，取上三黄，治病求本，上病下取，从阴引阳！上三黄为董针五脏辨证肝之核心要穴。总枢刺血则较之颈项针为简为便，更为安全。另，董针前胸后背脏腑之处多采取刺血处置，有效规避了《内经》中记载的诸多刺中脏腑、脑部等的用针风险。内关、上三黄皆可针对眩晕之症，临证可辨证取用。

邱雅昌评注：鲍自体临床分析讲："董针名'董氏针灸正经奇穴学'，与正经有关，归属于中医！这一点很重要，是一个根本问题，因为只有认同这一点，董针才有根，才符合董公原旨。"这是我非常强调的一点，鲍自体医师再强调一次。

【案62】

陈召彦医案：心悸

患者，李某，女，32岁，自由职业者，于2019年12月16日来诊。

主诉： 心慌，气短月余。

现病史： 患者于1个月前无明显诱因出现心慌，气短，乏力，说话语声低微，行走吃力，多汗等症状。心电图示：窦性心律不齐，心动过速；余各项检查均正常，无贫血。住院治疗12天无果，用药不详。

查体： 体温36.4℃，血压90/60mmHg，脉搏110次/min；扁桃体不大，心脏听诊正常，舌质淡，苔白，舌体瘦薄，二便正常。

诊断： 心悸（心律不齐，心动过速）。

【案63】

张兴洋医案：胸闷

患者，男，45岁，建筑工人，2020年8月5日诊。

主诉： 胸闷不适10余天。

现病史： 每于饭后休息时，胸部和鸠尾下方不适、微痛，憋闷短气、欲呕，已10余天，活动劳作时不觉有异，其余尚可，曾经推拿拔罐治疗无效。

诊察： 舌质红润无苔，边缘锯齿状，大鱼际有明显的紫青色经络，体质消瘦。腹诊：鸠尾右下缘压痛明显，左侧压痛略轻。脉关弦而数（一息七至）。

诊断： 排除胸痹，初诊为脾湿胃寒、肝郁气逆之吴茱萸汤合小建中汤证。

【案62】

【原作针方】针灸取穴：天士，地士，人士，灵骨，大白。留针40分钟，嘱患者活动身体，使气血流通。

【治疗效果】1次治疗症状减轻，心率80次/min，全身轻松，精神状态好转。连针4次，诸症皆已，行步有力，无汗出。

【作者思路】患者诸症，中医辨证属于气血亏虚、心血不足之候。心者君主之官，藏神主血脉，气血亏虚，汗血同源，血不养心，心无所主，心神失养则出现心慌、乏力、汗出；肺主气，司呼吸，肺主皮毛，肺气亏虚，故语声低微，气短，活动后汗出不止。

综上所述，给予董针灵骨、大白，补气养血，调整全身气机；取三士（天士，地士，人士）穴以调整心率。董针三士穴有肺支神经、心分支神经通过，取穴深度达到一寸至一寸半效果才会更好，邱老师明确指出三士穴浅刺治肺系疾病，深刺治心系疾病。所以取灵骨、大白、三士，相互配伍有补益气血、调整心肺功能之意，达到针到病除之效。

【视频演示】人士穴、地士穴、天士穴

【案63】

【原作针方】曲陵穴点刺，针左门金、土水、足驷马穴，右灵骨、大白穴。留针45分钟，起针后患者说："好了，舒服了。"余亦为之欣慰。

【作者思路】遵循邱雅昌老师意旨：点刺曲陵穴，疏理肺心之气以平喘解憋闷；胃炎、久年胃病针门金、土水穴，以促进胃肠蠕动，顺气消滞；胸部发闷：灵骨、大白穴补气行气，疏肝止痛；足驷马穴活血化瘀止痛。诸穴合用，取效神速。

冯静平：鱼际络青，胃中多寒。胃中寒则胀满。

【视频演示】土水穴

【案64】
吕金明医案：膝痛验案两则

患者，王某，女，68岁。右膝内侧痛2天，行走困难。查手诊尚可，肝区显青，自述前两日膝痛，睡眠不佳。

患儿，刘某，男，13岁。右侧膝盖外侧痛2年有余。因觉右膝痛，右膝少于用力，致整体身形已有明显变化。起初疼痛时，患儿母亲带其去医院就诊，检查骨骼无异常，医生告知可能为生长痛，会慢慢自愈，但是至今2年仍无改变。

【案65】
杨天学医案：带状疱疹

患者，陈某，男，18岁。诉左侧胸部火辣辣疼痛难忍，到镇医院输液治疗1个星期，用药不详，后疼痛处逐渐出现大小不等疱疹，疼痛未缓解，2020年7月28日前来我处诊疗。

查体：脉弦滑，舌质红，苔黄腻，左侧胸部大小不等密集疱疹，透亮，呈带状分布。

【案64】

【原作针方】王某案：为针左侧心门、人宗、心膝共三穴四针。嘱其活动膝盖，活动时即觉膝盖疼痛减轻，膝部可以用力。后又针灸2次，已不觉痛，再针4次，共针灸7次，行走灵活无痛感。仍嘱近期多注意休息，减少膝盖部位的负重活动。

刘某案：为其针左侧曲陵（尺泽）、灵骨两针，用一寸半针。针灸后当即让其活动右膝并尝试将重心向右腿转移，觉腿痛有减轻，让其母亲帮忙压腿，亦感觉疼痛减轻。共针6次，仔细询问，已不觉痛。

【作者思路】膝痛为常见病。经临床验证多例患者，以心门配心膝治疗膝盖内侧痛效果良好；人宗穴乃是赖师公经验，可治膝内侧痛，近来验证几例，确有佳效，并且可治手痛脚痛；曲陵配灵骨治膝外侧筋紧疼痛经验证多例，疗效良好。

冯静平：两则膝痛案，一老一少，一内一外。董针强调了心与膝的关系，如心门、心膝等穴位，故而老者膝痛须考虑心的功能不足问题。年轻人则多属于肌肉疲劳，运动过度导致。曲陵即尺泽，尺泽能舒筋骨痛。至于内外侧膝痛，按循经可能内侧属阴，取心门；外侧膝痛则肩中、曲池等，但不绝对如此。心门其位居手太阳经循行，针刺时屈肘手向胸，由心门透向少海，如此看，心门亦可治疗膝外侧痛。读者须知，切勿将全息刻板对应，形成用针思维的桎梏！

邱雅昌评注：冯医师猜测心门或可治疗膝外侧痛，这种思维方法在诸法无效时可以试用，但千万不要随便采用，否则我们应用穴位会流散无穷。

<h1 style="text-align:center">【案65】</h1>

【原作针方】制污穴点刺放血，共2次；火主穴、火串穴、指三重穴、足三重穴、分枝上穴、分枝下穴、指驷马穴等穴交替使用针刺治疗，留针40分钟。1次疼痛减轻，总疗程7天，疱疹干枯结痂，已无疼痛。

【作者思路】带状疱疹，中医又称蛇串疮、缠腰火丹，西医称水痘－带状疱疹病毒感染，治疗不彻底会伴有后遗神经痛，迁延不愈。制污刺血治疗久不愈合疮疡；诸痛痒疮皆属于心，心属火，火主、火串治疗缠腰火丹效果强大；指三重、足三重活血化瘀，分枝上、下穴解毒，指驷马治疗皮肤疾患效果可观。以上穴位综合治疗带状疱疹，效果神速。

冯静平：疱疹疮口亦可取制污敛之；疱疹之毒亦可取分枝解之。

邱雅昌评注：事实上带状疱疹一般1星期最长2星期亦可治愈，大部分可以治愈，恐怖的是带状疱疹后遗症。杨天学在这里讲的应该是带状疱疹发作时期使用的穴位，事实上可以不要用到那么多。

【视频演示】火串穴、火陵穴、火山穴

【案66】
林立山医案：腹痛、胃脘痛

患者，林某，男，45岁。患者诉中午外出吃饭后出现脘腹胀痛伴腹泻10余次，无恶心、呕吐，无畏寒、发热，精神欠佳。自行药店买药服用后，腹痛腹泻未见缓解而就诊。腹软，下腹胀、压痛，无反跳痛，舌苔厚腻，脉滑。诊断：急性胃肠炎。

患者，陈某，女，中学生，胃脘部胀痛难忍3小时。自行在家贴艾贴症状不缓解来诊。痛苦面容，大汗淋漓，强迫体位。诉午餐后食冷品而出现胃脘不适，逐渐加重。诉平时也喜食冷冻食物。查体：胃脘部压痛，无反跳痛，喜热敷，舌淡苔白，脉弦紧。董氏手诊胃区，土水穴外青筋明显。诊断：胃脘痛。

【案67】
华福春医案：奔豚

患者，女，38岁，已婚。2018年7月29日晚急诊。患者1小时前因家庭矛盾争吵后导致腹痛胸闷，气上冲胸，自觉有竹竿上顶胸部及咽喉，一时间呼吸喘促，身体亦随呼吸而上蹿，头往后仰，目直视，口唇微紫，呼吸困难，声似田鸡，坐卧不得，痛苦异常。查其舌苔白、微腻，脉促。

诊断：奔豚。《金匮要略》："师曰：奔豚病，从少腹起，上冲咽喉，发作欲死，复还止，皆从惊恐得之。"

【案66】

【原作针方】林某案：予董针腑肠四穴针方治疗，针刺时行针以加强针感，10分钟后觉腹部有气流感，后肛门排气，30分钟后上述症状消失，留针40多分钟起针，精神尚可，已近常人。后随访，患者针后回家食白粥一碗，已无虞。

陈某案：予土水穴、胃区点刺放血，针刺腑肠四穴，共6针，针后痛减人舒，其间行针3次，留针40分钟后，胃脘部疼痛消失。

【作者思路】腑肠四穴针方组为邱师所创董针治疗急性胃肠炎经验针方，土水穴专治疗胃炎、久年胃病。本案再一次验证了腑肠四穴临床应用之疗效。

冯静平：腑肠四穴是邱师临床所创针对胃肠疾患的经验穴组，腑肠穴、四花下穴可归属足阳明经，肝门、心门则归属于手太阳经，应用于各种胃肠道疾病，效验极佳。两则医案可对比互参，学习经验，勿忘临证诊察之要。

邱雅昌评注：腑肠四穴用于腹腔术后不排气，效果良好。

【视频演示】腑肠穴、四花下穴

【案67】

【原作针方】右涌泉刺血；针镇静、双内关、左火硬。针入10分钟后患者自觉症状渐渐缓解，20分钟后患者音容已平静如常。次日予桂枝加桂汤（桂枝、赤芍、生姜、大枣、炙甘草）原方3剂。随访3年无恙。

【作者思路】《千金翼方》记载涌泉主肾积奔豚。涌泉有类似牛膝引血下行之功效，针对本病刺血疗效可靠；取镇静穴，意在安神定志；火硬疏肝理气，平冲降逆；内关为八脉交会穴，《针灸甲乙经》"心澹澹而善惊恐，心悲，内关主之"；现代临床研究证实内关可以调节平衡心律。

治疗该患者时是在农村，离城区较远，救人所急，才予接诊。患者因争吵而导致诸症，所谓惊则气乱，气机紊乱，有升无降，上冲胸腹，引发诸症。

冯静平：医贵救急，仓促之间，辨证审穴，一击祛病，本案可参。按董针或可直取水金、水通。

【案68】
陈召彦医案：抑郁症（轻度）

患者，晁某，女，40岁。2020年7月8日来诊。

主诉： 心烦、失眠、下肢冰冷1年。

现病史： 患者于1年前因情志不畅引起心烦、失眠、口苦、善叹息等心情抑郁之症，伴有下肢冰冷之候，夏天不敢穿短裤，不敢吹风扇、空调。在某医院诊断为抑郁症（轻度），口服抗抑郁药物（不详）4个月，由于近日下肢冰冷难忍来诊。

查体： 体温36.8℃，血压100/80mmHg，脉搏80次/min，心肺听诊正常，舌质淡，苔黄，舌体胖大，边有齿痕。

西医诊断： 抑郁症（轻度）；中医诊断：郁证（心肾不交，上热下寒）。

【案69】
李继忠医案：荨麻疹

家母，90岁高龄。2020年10月8日夜间，全身瘙痒，颈腹背部多处风团高于皮肤，奇痒难忍，夜不能寐。

据她本人回忆，壮年时期曾发生过类似情况，当年疑似蛔虫症导致的过敏，即嘱咐我和弟弟买了驱虫清药品。第一天吃了1粒，无效。第二天又让我去买，当天睡前服药，药量增至最高（2粒），第三天早上情况依然没有好转。

10月10日上午，余据症状表现和用药效果，认为母亲的症状非蛔虫所致。经商议，采用董针处理。

【案68】

【原作针方】百会，灵骨，大白，太冲，镇静，内关，神门，留针40分钟。

治疗：第一天，针取百会、太冲透涌泉、灵骨、大白；针后10分钟，患者自觉全身有一股热气流在体内流淌，40分钟后下肢有明显的热感，全身舒适。

第二天，患者自述下肢冰冷感明显好转，但足底仍觉凉；心烦、失眠、口苦等症明显，即于原方加镇静、内关、神门进行调理。3天后，患者下肢冰冷感完全消失，穿短裤、吹空调亦不觉冷；心烦、口苦症状好转，睡眠能够达到深度睡眠，遂嘱其抗抑郁药物减量。察其舌质淡红，舌苔薄白，舌体胖大，舌边齿痕明显好转。

【作者思路】患者因情志不畅引起诸症，中医认为此属肝气郁久化火生热，扰动心神，以致心火炎上不能下温肾水，使肾水独寒，故下肢冰冷；肾水独寒于下，不能上滋心火，使心火独亢致心烦、口苦、失眠，出现心肾不交，水火不相既济，上热下寒之证。治疗应该交通心肾，清上温下。故穴取百会、太冲透涌泉，清上温下，上下交征；灵骨、大白做牵引，为中间枢纽，补益气血，调畅全身气机，邱师原著相关医案选木火穴做牵引，因考虑患者特别怕疼，故易木火为灵骨、大白，临床效果也不错；镇静穴配内关、神门，宁心安神，清泻心火，调畅情志，共奏交通心肾、清上温下之功。

冯静平：本案仿邱师常用的"上下交征"之法，首取百会、太冲透涌泉，易木火为灵骨、大白，可谓师其法不泥其方；继取镇静、内关、神门，安神助眠，此处又颇似神五针之感。依症施针，却无为现代医学病名所惑。

【案69】

【原作针方】当即给予左侧指驷马，右侧木穴，共5针，留针45分钟，当晚风团有所消退，痒止60%以上，已能入睡。

第四天上午继续施针。首先在右侧手解穴点刺挤出两滴血，再针刺右侧指驷马以及中白、下白共5针。当晚，老母已无痒感，可安卧。

【作者思路】①尊重老人意见，首先采用了驱蛔虫战术；②在驱虫无效后，改变思路；③考虑金秋十月，正是秋燥火盛时节，难免受风邪或某些因素的侵害而致敏；④肺主皮毛，董针指驷马属肺分支神经，该穴主治皮肤病，木穴属正中神经和肝神经，同样可治皮肤病；⑤在第一天治疗后疗效显著，后又加用手解穴，缘于杨维杰师公之训：手解即心经的少府穴，属荥火穴，"诸痛痒疮皆属于心"，故对皮肤红疹瘙痒亦有镇定止痒之功。

冯静平： 此案举重若轻，体现了董针的简洁，木穴、指驷马，一阴一阳。董公书中，定义的所谓神经，完全依临床效用而命名，切勿与现代解剖所述神经混淆。犹如董公书中言针灸为手术，非现代医学之手术，但仔细寻味，医者持针疗疾刺入肌肤，非手术者何？现代医学不断进步，手术微创，如此看来，针灸更似一种极致微创。

【视频演示】手解穴

【案70】
胡海洋医案：抑郁症（伴焦虑症惊恐障碍型）

患者，女，36岁，于2017年10月受到惊吓后，失眠不能闭眼，闭眼就做鬼怪缠身类噩梦。白天也不能独处，必须有人陪伴，稍有声音便惊恐颤抖，总觉得有人要害自己，出门时总感觉车子马上就要撞到自己；晚上总感觉有人跟踪自己，无法正常工作、生活。曾就诊于省中医院，诊断为焦虑症惊恐障碍，给予口服帕罗西汀、甜梦胶囊、安神补脑液等，病情没有好转，于2018年5月左右发展到经常想撞车跳楼，医院复诊诊断为抑郁症伴焦虑症惊恐障碍型，帕罗西汀已加量至每天40mg。

2018年9月就诊于我处，10月恰逢我在参加邱老师的课程，经邱老师指点针治一试。考虑患者由惊吓导致，惊则伤胆，恐则伤肾，可着重从胆经、肾经调治。

效果： 治疗开始后7天左右，睡眠好转，上半夜可以入眠；14天左右，惊恐症状减轻，可由家人陪同外出；30天左右基本没有自杀想法了。继续上述治疗，隔天1次，继针1个月。2018年12月，继续治疗的同时，帕罗西汀每周减10mg。2019年1月7日停服帕罗西汀，继续巩固针灸1个月，过年期间家里热闹人多，也未再发作。2019年3月至9月，每个月针灸7次，为求巩固。患者回馈，睡眠良好，做的梦也都是美梦。

此病例治疗历时1年之久，贵在双方信任和坚持！

【案70】

【原作针方】治疗：神五针＋下三皇；神五针＋上三黄；神五针＋风市＋灵骨、大白；基本三组穴位交替。间以隐白、大敦、至阴、足窍阴等井穴刺血，风市拔罐。

【作者思路】神五针是邱师所创，用治一切神志相关类疾病，本案以神五针为主。惊则伤胆，恐则伤肾，久则耗气伤阴，故而上三黄、下三皇、灵骨、大白交替下针为辅；另以井穴刺血疏肝利胆，补脾益气。

冯静平：此邱师所创神五针又一经典案例。医、患双方的信任与坚持成就了彼此。

【案71】
吴海洲医案：眼球歪斜两则

患者，崔某，男，45岁，农民。2020年7月10日诊。患者自述昨日无诱因出现右眼视物模糊，查体显示右眼球向外歪斜，头晕头涨，眩晕，晨起更为严重；平素嗜酒，脾气暴躁，胸闷，气短。我思索片刻，突然想到董公有肾关治眼球歪斜案。因患者的西医主治大夫是本人好友，于是与其商量在西医治疗前先行针灸治疗。

【案72】
马慧堂医案：中风失语

患者，杨某，男，43岁。主诉：失语6个月。

该患于6个月前确诊为急性脑梗死，左侧肢体行动障碍。能听清别人言语，自己无法言语表达，只能简单地发出类似"妈妈"音。舌紫，无苔，脉弦。既往有高血压病史。颅脑CT：陈旧性脑梗死。

诊断：运动性失语。

治疗原则：疏络通经，活血化瘀，改善脑血流。

结果：针刺2周后，患者能说出"谢谢医生""辛苦了"等话语。针刺1个月后，患者可以简单地和家人沟通。

患者，刘某，男，56岁。主诉：失语14个月。

该患于14个月前确诊为脑出血，右侧肢体行动障碍。能听清别人言语，自己无法言语表达。舌红，黄苔，脉洪。有高血压病史。颅脑CT未见异常。

诊断：运动性失语。

治疗原则同上。针刺10天后，患者能说出"渴""吃"等简单单词。针刺2个月后，患者可以说出一些常用词语，诸如大小便、睡觉、饿了等。

【案71】

【原作针方】针取左侧肾关，嘱其闭眼半分钟。再睁眼时，患者瞬然觉得眼睛已不模糊，复经西医检查，眼球亦能灵活转动，已不偏斜。笔者西医好友觉得不可思议。后又补针百会，左叉三，右养老，左上巨虚，为第一次治疗。第二天复诊，患者自觉眼睛已不模糊，查眼球亦能灵活转动，唯晨起头晕症状明显，继针上述之穴位，6次后痊愈出院。（备注：左上巨虚，董公言可治视神经萎缩，养老、叉三为治疗眼病经验效穴）

【附失败案例】2020年7月15日，患者，殷某，男，65岁，农民。患者自述2年前一次聚会饮酒后，次日突然出现双目视物模糊，右眼球歪斜，头晕头涨等症状。患者曾多次治疗，病情无丝毫改观，一度情绪悲观。因上一成功案例，经我的西医朋友推荐来我处治疗。针取左肾关并嘱其闭眼半分钟，睁眼后患者自述模糊减轻，眼球转动似乎灵活了一些，但眼球歪斜未见好转。继针百会，双养老，左上巨虚，双叉三，患者自述后头部有流水感。第二天，患者自述又回到针刺前的状态，且情绪低落，不太配合治疗，后以上穴继针2次，患者终因经济困难，无明显效果出院。

【作者思路】两案一成一败，个人觉得失败案例患者患病时间较长，病情严重，且不配合治疗为客观存在因素，但毕竟未能帮助患者解决疾病，殊为憾事！观董公有眼球歪斜之病案用肾关而神效，余每读此总觉得不可思议，按现代医学解剖亦无法厘清，直到此成功案例，方知董公所言不虚！

冯静平：肾关治疗眼球歪斜系董公临证经验。须知，此亦一案之经验，本案作者将成功、失败两案并提，实为来者思量，此医之风范！细读失败案，恐亦非医者之失，实为患者之无意。所谓不信医者亦不可为治！

【案72】

【原作针方】 杨某案取穴：神五针，三重穴，四花上穴，外三关。操作：平补平泻，留针1小时，每天1次，外三关、三重穴两腿交替使用。

刘某案取穴：神五针，三重穴，外三关，四花上穴，火菊，火连。操作：平补平泻，留针1小时，每天1次，外三关、三重穴两腿交替使用，火连、火菊双脚交替取穴。

【作者思路】 神五针是吾师邱雅昌博士独创，用来治疗失眠、小儿多动症、脑瘫、神志病等，效果很好。外三关活血化瘀消肿瘤作用强大；三重穴有活血化瘀，改善脑部血液循环之功；四花上穴能升能降，具有调气之功。

本人临床运用董氏正经奇穴治疗失语症10例，均经过颅脑CT检查，患者脑梗死、脑出血后中枢神经系统损伤，确诊为失语症（运动性失语），显效8例，好转2例。其中男7例，女3例；年龄最小37岁，最大者63岁；病程最短者6个月，最长者1年零2个月。患者临床表现为丧失口语表达能力，听觉正常，失语症程度（波士顿诊断性失语检查，BDAE）1级。

针刺选穴： 神五针，外三关，足三重，四花上。

操作方法： 0.5～1.5寸不锈钢毫针，穴位常规消毒，平补平泻，留针1小时，每日1次。

冯静平： 中风后遗症总以三重为主。本案加用神五针亦可参考。

【案73】

魏玉成医案：呃逆

2020年11月16日上午10时许，一80岁男性患者在子女陪同下到我处求助。来时呃逆不止，每次大约间隔两秒，响声较大。自述十多日前因感冒吃药后继喝白酒，后便如此。今日医院输液服药症状无缓解。连日来因呃逆不止，茶饭不香，甚是难受。

查舌体蠕动，舌尖鲜红，中焦黄苔，应是心虚火旺，胃气上逆。

【案74】

马召田医案：咳嗽

某患，女，52岁。就诊时间2018年4月13日。

主诉： 咳嗽咳痰3月余。

现病史： 患者3个月前外感后出现咳嗽，自行服用藏药及西药（具体药物不详），服药时咳嗽稍好转，咳黄痰量多，停药后咳嗽同前。

【案75】

张伟福医案：小便频痛

患者，女，60岁。

主诉： 间断性尿频、尿急、尿痛12余年。

病程较长，反复发作，痛苦不堪，发作时服抗生素可暂时缓解，经西医诊断为慢性尿路综合征。

刻下： 小便淋沥不尽，牵涉痛；腰酸软，神疲乏力。舌质淡胖，苔薄白，脉沉细弱。

诊断： 脾肾气虚。

医案解析

【案73】

【原作针方】取右侧内关，双侧天皇、肾关。15分钟后呃逆稍缓。无意中发现左侧脾肿穴有瘀青（受邱老师讲解脾肿穴启发），遂取采血针刺破，污血出。留针30分钟后老人酣然入梦，不再呃逆！

冯静平：内关为传统止嗝降逆经验选穴，天皇、肾关循脾经线倒马用针，合脾、肾双补，滋阴降逆。对于脾肿穴的异常反应刺血，才是董针心法要旨！

【案74】

【原作针方】予针刺大间、小间、心常穴，留针半小时。周一上班时藏医科同事诉患者经周五1次治疗，咳嗽已愈。

【作者思路】小间主咳吐黄痰，小间配心常系邱师经验用针，针对年龄较大、心肺功能弱者；大间、小间为董针倒马针法，以强化疗效。

冯静平：五间穴各具主治特点，又有相同治证。小间主咳吐黄痰，大间主证虽未如此描述，但余推断或可通用，读者不妨临证验之，切勿拘泥！

【案75】

【原作针方】外间、浮间，马金水、马快水，单侧5天，症候消失。

【作者思路】临床经常碰到尿路感染患者，病史短则几天，长则10余年，吾喜用浮间、外间，因两穴在食指，在大肠经，大肠与肝通，手脚对应，因不方便针脚上的肝经行间穴，故施外、浮间对应。马金水、马快水在小肠经上，手足太阳同气相求，接经取穴，利气通肾，治膀胱等诸症。

冯静平：泌尿系疾患，董针外间、浮间穴组颇多效验，实际应用中多有不同发挥，此案马金水、马快水是其中一种。本书中相关案例，读者可以比较发挥。

【案76】
王万里医案：疫苗接种反应

　　本人于2020年11月15日接种疫苗第一针，当时无任何不良反应；于12月13日早晨10点10分注射第二针，当时也无任何不良反应，但14日开始出现全身乏力症状，后注射部位皮肤出现红肿、痒感；15日早7点时四肢多处出现红斑、皮疹，奇痒无比，伴胸闷、气短。测血压正常，多次测心率在50～52次/min，平素在70次/min左右。

【案77】
王庆文医案：耳痛

　　患者为余的表妹，当时因为有孕在身，坚不用药，无奈之下来找余针灸。患者剧烈耳痛，耳镜下可见鼓膜呈紫蓝色，此为血性物质进入鼓膜夹层，形成血疱，刺激神经引起剧痛。余试针董氏的特效穴组，针后痛止。次日不来复诊，余电话追问得知，表妹针后未再疼痛，也并未服用任何药物。以后又有几例小儿患者均针后痛止，相约再来诊治，却鲜有践约者，盖均不再疼痛。偶有再诊者，耳镜下见血疱平复，没有用药的必要。

【案76】

【原作针方】即针手解穴、足驷马穴；20分钟后，测心率79次/min，胸闷、气短症状消失，皮肤症状亦逐渐消退，下午时复针1次。3天后一切已如常。

【作者思路】本案当属疫苗注射后导致的不良反应，产生胸闷、气短、心率下降、皮疹诸症。所取董针手解穴可用于针刺不良反应及气血错乱等症候，且本穴位同十四经少府穴，少府是心经荥火穴，取"诸痛痒疮皆属于心"之意。临床上有的患者出现皮肤过敏、红肿瘙痒等症状时，取之多有良效。足驷马穴为董针治疗肺部、皮肤疾病要穴。

冯静平：手解针对疫苗接种后气血错乱的不良反应，足驷马针对皮肤产生的相关症状。相信读者已经可以想到分枝上、下，足解穴等更多思路了。

【案77】

【原作针方】对侧木斗穴，木留穴。

【作者思路】赖金雄师公有总结木斗、木留穴组对耳中神经痛扎之立效。此乃董针特效穴组，用针精简，其效立竿见影。

邱雅昌评注： 木斗、木留董公原书并未说明有治疗耳中神经痛的功效，但赖金雄师伯曾论及此穴组的功能，极大地拓宽了此穴组的功效。本人认为此穴组应该为董氏历代家传而来，并非董公行医时发现之穴位（例如制污穴明显就是董公承其家传心法，推论出来治疗伤口不愈合的特效穴，以及治疗中风后下肢冷痛之木火穴）。大家可以感觉，董公发现而命名的穴位，其"现代实用"的气息甚重，而原董氏家传的穴位"古代"的气息较深，例如木斗、木留。木斗、木留的穴位在胃经循行末端（胃经在足三里附近分流成两股，一股为目前十二经中的胃经，足跗上有解溪、冲阳、陷谷、内庭、厉兑；一股则在足跗上有木斗、木留穴，请读者再读读胃经在足跗上的循行分布）。董公应用家传古穴，但能发挥，例如"锁窝里长瘤"，董公扎木斗、木留，配合腑肠一、二穴，约八次即愈，等等发挥，不仅是董公天才的表现，精通灵活应用经络理论的精微也是关键（锁窝在胃经上）。赖金雄师伯为董公得意弟子，深得董公心法，所以用木斗、木留治疗耳中神经痛，想来也是考虑到胃经在此的循行（例如下关穴）。

【案78】
陈丽侠医案：中风后遗症（脑干出血）

患者，李某，男，39岁。因"左侧肢体活动不利2月余"就诊。

患者于2个月前在家中被家属发现左侧肢体不能自主活动，言语不能，昏迷，无恶心、呕吐及肢体抽搐伴随症状，紧急送患者到我院急诊科住院治疗。头颅CT提示右侧脑干出血，给予对症止血、补液、脱水降颅压及抗癫痫对症治疗（具体不详）。既往有高血压病史。

体格检查： 神志模糊不清，言语不清，视力明显减退，眼球震颤，复视，听力下降，平衡功能障碍，留置胃管及导尿管，左上肢肌力0级，左下肢肌力1级，左侧肢体肌张力低，右侧肌力4级。运动功能Brunnstrom分期：左上肢Ⅰ期，左手Ⅰ期，左下肢Ⅰ期。改良Barthel指数：0分；坐位平衡0级，立位平衡0级。左侧巴宾斯基征（+）。

诊断： 脑出血恢复期。

【案79】
陈丽侠医案：三叉神经痛

患者，张某，女，72岁。因"左侧颜面部阵发性疼痛8年余，加重2天"入院。

患者8年前无明显诱因出现左侧颜面部疼痛，疼痛呈刀割样跳痛，洗脸、刷牙、吃饭时均可诱发，每天上述症状可发生数次。无头晕、头痛及恶心呕吐等伴随症状，无肢体抽搐及运动障碍。患者曾就诊于当地诊所，给予对症止痛，效果不明显。患者来我科就诊，门诊以三叉神经痛（第二支）收住入院。患者精神状态良好，无发热、咳嗽症状，无胸闷、胸前区疼痛，饮食可，睡眠良好，二便正常，近期体重无明显变化。

【案78】

【原作针方】针对脑干出血导致的运动、认知、言语功能障碍，给予针刺神五针（百会、印堂、鼻翼、次白、神门）、肩中、灵骨、大白、木火、中九里、足三重、肾关、失音穴交替使用，配合1周2次的太阳刺血，1周1次五岭穴刺血。经治疗2个疗程后，患者运动、认知、言语、吞咽等功能障碍较治疗前明显好转，出院时神志清楚，可独立行走，眼球震颤消失，视力、听力已基本恢复正常。

【作者思路】木火穴是董针治疗中风后遗症的要穴，临床常有奇效。灵骨、大白倒马是董氏针灸第一大穴组，具有温阳补气、贯通三焦之效，治半身不遂亦功同补阳还五汤。而且，灵骨、大白贴骨应肾通脑，可疏活脑部血气。足三重活血化瘀，中九里对于身体侧面，尤其是胆经各方面病变特效，失音穴全息亦与喉对应，可以治疗言语及吞咽功能障碍，配上风池对吞咽功能障碍效果更好。针对眼睛复视，眼球震颤，视力下降，肾关配合太阳穴放血效果尤佳。针对患者的神智意识模糊，给予神五针对症治疗。

冯静平：本案将神五针灵活运用于中风后遗症的治疗，为针灸临床拓展了思路，同时体现了中医诊疗的灵活性与针对性。

【案79】

【原作针方】针灸治疗：给予董针大白、腕顺一、侧三里、侧下三里、中九里、木斗、木留交替使用，配合太阳穴刺血，1周时间疼痛完全消失。患者出院6个月左右电话回访，诉一直未复发。

【作者思路】大白、腕顺分属手阳明、太阳经，为三叉神经第二支所过；取侧三里、侧下三里，是董针治疗颜面麻痹的重要穴组，木斗、木留是治疗三叉神经痛第二支的特效选穴；中九里即传统经穴风市穴，中医传统理论认为风者善行而数变，三叉神经痛往往是突然而来，故取。

冯静平：阳明荣于面，大白可取。手太阳斜络于颧，腕顺可用。侧三里、侧下三里，以侧治侧，此处亦可考虑足三重。木斗、木留，循经可归于阳明，董针穴位，其名含木，认为与肝胆相关。以下中九里依然是选取胆经经穴。三叉神经痛，临床绝非易治，此案效佳，作为参考。

邱雅昌评注：三叉神经痛的治疗，跟面肌痉挛一样，治疗相当困难。我的夫人也曾患三叉神经痛，一开始按照董针的方法扎了2次，似乎没有什么效果，于是参考贺普仁医师用中脘一针治疗三叉神经痛的做法来试试看。中脘是胃的募穴，既然是属于阳明经，那我就把阳明经全都用上。要找出阳明经的最重要的穴位，当然是井荥俞经合五输穴，特别是原穴及合穴。手足阳明经的合穴和原穴，手阳明就是合谷和曲池，足阳明是足三里和陷谷，左右共9针。这个不是任何书上写的，就是我的一个概念，我也不保证说是一定比只单纯用中脘好。结果扎下去，我的夫人马上告诉我说，好像春风拂过痛处，非常舒服，利用这个针方前后不到5次，就已经完全好转。当然了，还配合着使用中药，中药可以参考三叉汤。

【案80】

马召田医案：面热

患者，某女，40余岁。近半年出现面部发红、发热，遇热则加重，如烤火时会严重。然余触其手脚均感其发冷，舌淡苔白，脉沉细。故而考虑此面部发热当为虚热所致。

【案81】

陈召彦医案：急性腰扭伤

患者，王某，女，38岁，云南人，来杭打工，于2021年4月3日早8：30由其丈夫扶入门诊。

主诉： 腰痛难忍，活动受限1小时。患者于1小时前在厨房做饭，突然感觉腰痛，活动不利，瞬间疼痛加重，冷汗直流，活动受限，咳嗽则疼痛加重。面色㿠白，表情痛苦，活动受限，直腿抬高试验阳性，腰椎中间疼痛明显，舌质淡，苔白，脉弦紧，二便正常。

诊断： 急性腰扭伤。

【案82】

邵兵医案：舌麻

患者，沈某，女，29岁，身高约160cm，微胖。2021年正月十三假期结束后，因突觉舌麻找我推拿。患者告知年前就感觉舌部有时有点儿不舒服，到年初二舌麻症状就已经很明显。由于患者之前主要因为颈椎问题在我处做推拿，所以一开始我考虑是寰枕关节和寰枢关节的问题，调整后当时症状稍微缓解一些，但过两天又不行了。推拿连续做了六七次，感觉患者颈椎没什么问题，却也没收到太好的效果，找不到原因。后来她又去拍片做检查，也没发现异常问题。到我4月时去合肥学习完董针，回来后就发消息让患者过来试试针灸。

【案80】

【原作针方】即予针刺双足驷马穴，留针半小时，1次后即觉减轻；二诊、三诊加刺双水相。患者症状消失，再烤火时，面部亦未再觉发热。

【作者思路】经云面热者足阳明病，董针足驷马穴可归于正经足阳明经，用之验。水相即太溪，为肾经原穴，滋肾阴以降虚火。

冯静平：面热—足阳明—足驷马，突出了经典临床结论的运用。

【案81】

【原作针方】灵骨、大白、腕顺一、二角明单侧取穴，运用动气针法，嘱患者活动身体，使气血流通。留针40分钟。

治疗效果：进针10分钟后感觉疼痛明显减轻，腰部可以自由活动，嘱其继续活动。10分钟行针1次，40分钟后疼痛完全消失，活动自如，自己走出门诊，1次治愈。

【作者思路】患者是急性腰扭伤，取穴灵骨、大白行气活血，调节全身气机；腕顺一通督脉；二角明为治疗腰扭伤特效穴。全方活血化瘀、温通经脉而止腰痛，1次痊愈。

冯静平：董针——指部，肺心、二角明皆可针对脊柱、腰部疾患。灵骨、大白，腕顺等穴组对于急性扭伤亦有卓效。此处灵大、腕顺可商榷，取其一组即可。

【视频演示】二角明穴

【案82】

【原作针方】取穴：水相（太溪穴）。一诊后她自己感觉好了60%~70%；2日后二诊，基本上没有异常感觉了；4日后三诊，扎完之后已完全无症状。后过了有半个月，未见复发。

【作者思路】董针水相穴与传统经穴太溪穴相同。太溪属肾经原穴，"肾足少阴之脉……循喉咙，挟舌本"。这次去学习董针，听冯老师提到运用此穴经验，回去后试用果然灵验。

冯静平：董针水相与太溪无二。余对于本穴之研究，源自当初在北京时，曾多次去中国中医科学院听张士杰张老讲课，并有幸多次去张老门诊观摩，慨叹前辈于《内经》的研究，于太溪一穴临床之应用广泛，于是临床尝试研究运用其太溪针法。彼时恰遇一内蒙古女士，因舌麻数日困扰，初试为其针风府、通里等穴，罔效。遂试以太溪，针入得气如鱼吞钩，患者惊叫一声，语曰舌头不麻了。其后在参加邱师董针培训学习期间，一同道诉及其接诊一舌麻患者，屡治不效，余告知此法。后回复余，用之效若桴鼓。

邱雅昌评注：张士杰老前辈，擅长使用太溪治疗百病，有张太溪外号，但本人认为张老使用太溪穴应该另有针深、方向以及配穴的心法，可惜并未发表在其书上。冯静平医师在此也没有提及另有心法，读者自己多加揣摩。

【案83】
李安吉医案：妊娠反应四则

案一：杨某，女，28岁，2018年4月某日就医。婚后2年自然受孕，自停经后2周开始有轻微恶心呕吐，自认为是妊娠后正常反应，随着时间推移到第8周，胃胀、食前恶心、食后作呕渐进性加重，腹硬，面色萎黄，神疲乏力，头昏头晕，描述呕吐每天在20多次，实在难以忍受。做产检时给予沙丁胺醇片和维生素E等口服无效。故来我处咨询并寻求治疗方案。

查体：面容憔悴，面色萎黄，舌淡苔薄白，微滑利，舌边齿痕，脉缓沉滑。

由于孕妇针灸存在一定风险，详细告知，让其回去和其他家属沟通好明天再来接受治疗。岂不知我对孕妇针灸治疗心里忐忑，也在为自己做心理疏导，患者走后反复查阅相关资料书籍。第二天患者如期而至，想着少用针为妙，便给予两针，针后10分钟左右，胃部胀满稍有缓解，便继续留针20分钟，出针后患者自述较前好受些，嘱其回家明天再来。第三天针灸，进针后约5分钟，患者述感觉明显，胃里像消气了一样，腹硬症状也明显改善，继续留针20分钟取针，嘱患者回家少食多餐，忌食生冷，隔3天后再来针灸。此患者总共接受董针治疗3次，以后再无大的不适，偶尔小发作也再未治疗，也未口服药物。2018年底顺产一男婴，母子安康。

案二：张某，女，32岁，由上案杨某介绍而来，2018年5月某日就诊。就诊时已经自然受孕6周，二胎，自然妊娠。自述约2周时开始厌食没有食欲，进而不时干呕，自以为正常。自述最近乏困无力，懒动，偶尔阴道有少量淡褐色黏液性分泌物溢出。医院检查提示轻微贫血，给予沙丁胺醇、维生素B₆、生血宝合剂、孕妇牛初乳等药物及营养品口服，几乎无效。

由于有第一例治疗经验，大胆沟通后夫妇二人愿意接受董针治疗。考虑患者有先兆流产征兆，嘱其口服（浓缩）固肾安胎丸（6g/袋，1次1袋，日2次）、维E胶丸（50mg/片，1次2片，日2次），沙丁胺醇片2.4mg，必要时口服。

针灸1次收效，针后症状明显减轻，隔日针1次，总共针3次。年底顺产一男婴。

案三：殷某，女，42岁。2018年5月查出自然受孕后惊喜万分，可一直腹胀、腹硬，头晕乏力，没精神。产前检查无大的异常，自述饿不得、饱不得，怀孕9周后总感觉腹胀、腹硬渐进性加重，合并严重的晨起呕吐，呕吐物多为黄色黏液性物质，很苦，吐完后全身瘫软，此症状持续近1个星期。通过朋友介绍去患者家出诊，患者在沙发上侧卧。查体见患者体形微胖，面色萎黄，脉沉滑，双寸脉微浮数，双尺脉重按尚可，轻取无，舌质略胖，舌边有齿痕，舌尖微红，后部微厚腻苔。考虑病情复杂，和患者及其家属商议后采用董针配合口服中药汤剂治疗。

诊断：妊娠恶阻合并外感表证。

方剂：半夏茯苓汤加减。

处方：陈皮6g，姜半夏5g，茯苓10g，白术5g，乌梅1枚，桂枝8g，黄芩6g，甘草3g。3剂，水煎服，日1剂。分早、晚饭后温服100ml。

董针方案针灸，留针20分钟，针后患者腹部胀硬感减轻，能顺畅呼吸，体乏症状也稍有好转，嘱按时服用中药，隔天再接受董针治疗。总共针3次，症状大减。后由于我出差，中途停止。之后微信随访2次，反馈逐渐恢复。第二月见面，患者述再无大发作，又针1次，再无后续治疗。2019年春节后产一女婴，母女健康。

案四：蔡某，女，37岁，有习惯性流产史。2年前受孕6周后有先兆流产迹象，经多方保胎治疗无效，12周时流产，因流产不全又实施清宫术1次。本次受孕前一直多方治疗，不间断服中药。此次自然受孕3周后出现渐进性呕吐加重，吃什么吐什么，尤其夜间两三点及晨起定期呕吐数次，吐后浑身乏困无力，无法动弹。不定期腹胀，小腹下坠感，伴体乏无力，头昏，头晕，还有不定时阴道异常分泌物，似白黄带黏液性物质，偶尔溢出棕褐色物质。孕者及家人因怀孕高兴的同时又异常恐惧，担心再次流产，由丈夫陪同一起找我咨询，并寻求治疗方案。一番推托，夫妇二人坚持要我给予治疗，便决定试探性治疗2天，看情况再定，患者同意。

查体： 精神欠佳，少气懒言，憔悴不堪，面色萎黄，下肢小腿以下轻度水肿，血压偏高（140/95mmHg），舌淡苔白厚，脉沉濡滑。孕检单显示轻度缺铁性贫血，促甲状腺激素7.49mU/L，偏高。

诊断： ①妊娠恶阻合并先兆流产；②缺铁性贫血；③促甲状腺激素偏高症。

治疗方案： 董针加中成药，联合治疗甲状腺西药；必要时换中药汤剂。

实施方案： 针后10分钟无明显变化，留针20分钟，出针后说似乎有效，嘱第二天再来针灸1次。次日患者描述昨晚夜间未出现恶心，晨起呕吐减少，没往日严重，考虑董针初步见效，依原方再针1次，留针期间仍无明显感觉。第三天来诉诸症再次减轻，实施第三次董针，同时开始联合口服药固肾安胎丸（6g/袋，1次1袋，日2次）、左甲状腺素钠片（50μg/片，1次1片，日1次）、叶酸片（0.4mg/片，1次1片，日1次）。嘱其按时服药，如果有特殊变化及时就医。之后微信不定期随访，诸症渐渐消失，1个月后再次见到患者，气色大变。

【案84】
杨天学医案：妒乳

患者，杨某，女，32岁。产后因故没给婴儿喂奶，产后第四天两乳房胀痛难忍，咨询妇产科医生，告知无法解决，患者随即打电话请我到医院去看看。

查体： 患者躺在病床上呻吟不止，痛苦面容，舌苔白腻，脉弦紧，两乳房肿胀明显，有压痛感。

【案83】

【原作针方】 案一：第一次一侧通山、通天；第二次一侧通关、通天，另一侧通山、通天，3次结束。

案二：采用左通关、通山，配右通山、通天，隔日1次，总共3次。

案三：一侧通关、通山，另一侧通山、通天，留针20分钟，隔日1次，共3次。第二个月又来针灸1次。

案四：取一侧通关、通山，另一侧通关、通天，第二次仍取前穴，但两侧交换，共3次。

【作者思路】 通关、通山交替搭配通天，双腿每次各取2穴，对妊娠恶心、呕吐、胃胀等胃肠道症状疗效明确；双侧交叉取穴比单侧疗效更好，比如取左腿通关、通山配右腿通关、通天或通山、通天。

目前我针过4例孕妇，3例针5分钟后起效，留针20分钟症状减轻80%，1例采用单侧取穴，留针20分钟后取针症状稍有改善，次日采用双侧取穴症状大减，故而本人认为董针对妊娠反应恶心呕吐等症状双侧取穴比单侧取穴疗效更确切。三通穴组（通关、通山、通天）还可改善妊娠体乏无力、头晕眼花、贫血等症。

（1）通关、通山、通天三穴在大腿正中之股骨上，多用于治疗心脏病变，如心脏病、心口疼、心两侧痛、风湿性心脏病等。

2017年参加师父邱雅昌先生深圳班培训时对此穴有印象，后来偶尔也遇到妊娠反应的患者，但苦于孕妇针刺存在一定风险，故不敢对孕妇下针。第一次对案一孕妇下针，只因当时被逼无奈，也属于朋友之妻，推脱不掉，再三斟酌后回家想到师父讲过孕妇针灸的案例，但心里还是略有恐惧，便再次查阅书籍。

（2）赖金雄师公说："通关、通山为治神经性呕吐之要穴，为治妊娠呕吐之妙穴，通常妊娠呕吐只要针1次即可，重者2次必愈（双侧取穴）。"亦为治疗消化不良之要穴。心中虽已明确，但还是存在顾虑，所以先予以一侧扎针，结果收效不是很理想，但收集到孕妇可以针刺的底气，第二天双侧进针而大效，从此打消了孕妇不可施针或慎用针灸的恐惧心理。

（3）本组穴位除了能改善胃部症状外，本身能通过改善心血来治疗头晕、眼花、四肢痛、贫血，而孕妇恰多有此类症状，感叹董针之妙哉。

（4）根据第四案孕妇轻度下肢水肿和血压偏高的迹象，当时虽不能以妊娠高血压明确诊断，但不得不考虑有前兆。本组穴位同时对高血压患者也有治疗效果，血压在第三次针完后测量为135/90mmHg，下肢水肿也消退，心中窃喜董针厉害。

（5）根据五脏别通理论，胃与心包通，病患都有胃胀腹硬的不适，通关等主治是心，确实符合。越来越相信中医用药、用针一定要用中医生理学、辨证学，不要太被西医知识束缚。

（6）邱师在教学中反复强调，使用董针的每一个学员应以事实为准则，每一个案例都要亲手实践收效、认真总结后方可推广，不可浮夸，故弄玄虚。余钦佩之极，有感而发。

（7）根据通天穴能主治高血压，我在尝试用通关、通天、通山左右腿各取2穴的方法对妊娠高血压患者进行临床试验性对比，希望有好的回馈，这样能给我们董针在妊娠反应部分症状方面提供更多确切性数据和有价值的参数。

冯静平： 妊娠呕吐，本书已有前案可参，本案作者此处积累数个相关经验案例，故而续列于此便于读者比较参考，临床斟酌。

邱雅昌评注： 我个人一向要求学生非万不得已不要为孕妇扎针，因为万一有任何现象常常会产生医疗纠纷。此案作者是在好友再三要求之下才为孕妇施针。临证小心为上，否则纠纷接踵而至。

【案84】

【原作针方】右侧指驷马倒马三针，嘱患者自行轻柔双侧乳房，40分钟后取针。原计划第二天再针左侧指驷马，谁知第二天一早患者来电说扎针后凌晨三点左右就逐渐轻松，天亮后便一点也不疼了。既愈便不再扎针。

【作者思路】董针指驷马治疗肋膜炎、肋膜痛、皮肤病、脸面黑斑、鼻炎、耳鸣、耳炎。董公医案曾记录一位12年乳汁不退的母亲，以指驷马3次治愈。所以用驷马穴试治，一次见效，给了我极大的鼓舞。

鲍自体：从此例和董公治疗乳汁不退案例可以看出，董针取效路径有多种，从指驷马治疗胁肋痛到乳腺分泌受阻（未喂奶）、乳汁不退，提示董针治疗的是"部位"，不一定是"病症"，这一点值得思考！

冯静平：董公以指驷马退乳，此案以指驷马通乳，体现了针灸穴位双向调节人体功能的特性。初读董公退乳案，甚为惊叹，何以如此简洁神效？后复读《灵枢·经别》"手阳明之正，从手循膺乳"，董氏针灸，非无迹可寻，实余浅陋，未曾经意也！

【案85】
鲍自体医案：肱骨外上髁炎（网球肘）

患者，潘某，女，52岁，电子厂工人。

主诉： 右侧肘部发凉、屈伸疼痛10天。

现病史： 患者于10天前因工作连续加班，长时间屈伸用肘导致右侧肘关节疼痛、发凉，做拧毛巾等动作时疼痛。在外口服止痛药，效差，今来我院。

检查： 右侧肱骨外上髁压痛明显，屈伸、内旋疼痛。肘部无红肿。

诊断： 肱骨外上髁炎（网球肘）。

给予针灸治疗。

结果： 患者右侧肘部屈伸无疼痛，压痛消失。

【案85】

【原作针方】健侧：侧三里、侧下三里、犊鼻穴。患侧：灵骨穴。留针45分钟，动气针法。

【作者思路】①肱骨外上髁炎（网球肘），是因外伤、慢性劳损导致的前臂部分肌肉与肱骨外上髁连接处的无菌性疾病，其实质是肌腱组织的退行性改变。本病属中医学肘部伤筋、肘劳范畴，中医认为，局部过劳，血不荣筋，或受凉后引起气血凝滞，不能濡养经筋是本病的主要原因。②侧三里、侧下三里是董针常用穴位，此处用穴缘由：前辈经验，肘膝附近对应、邻近阳陵泉治筋痹。犊鼻穴虽在足阳明胃经，但此处取穴理由主要是对应肱骨外上髁。患侧灵骨穴是为牵引针，也是循经治疗针。诸穴合用，一次见效。

鲍自体：此案主要原理是对应，膝关节区域对应肘关节区域，也有手足阳明、手足少阳对应之意。全息、对应有很多种，总以有效为准绳。

冯静平：循经取穴，对应取穴，其实都是阴阳变化之应用。本案健侧取侧三里、侧下三里、犊鼻穴，是上病下治、右病左治的体现；取患侧灵骨作为牵引针，对比患处，也属上病下治。总之，从阴引阳，从阳引阴，变化万千，习针者不可不知！肱骨外上髁，循经在手阳明、手少阳之间，对应取穴，尤须审按！

【案86】
胡海洋医案：肩痛

患者（本人母亲），女，62岁。平素体健，2019年10月18日下午扫地时右肩前肱二头肌肌腱处某点突然疼痛，痛至大汗出，自购对乙酰氨基酚口服后没有减轻。

晚上我回到家查看痛点，痛点在肺经循行路线上。

【案87】
罗荣森医案：小腿溃疡（刀伤）

患者，罗某，男，85岁。

患者于2021年农历二月初三不小心被刀砍伤了腿部，后到镇中心卫生院缝了6针，输液治疗半个月！其后伤口化脓，以至于腿部红肿。医生考虑或成脓毒血症，遂转院到县人民医院治疗。在县医院治疗了半个月依然未能好转，院方要患者转到市医院治疗。患者拒绝并出院，回家找草药来敷，但始终未好转。农历六月初七，患者来找我给他医皮肤湿疹，因为我要扎足驷马穴，叫他把裤腿卷上去，才看见他腿上的伤口红肿溃烂。我便顺便给予点刺，挤出很多黑血。第二日患者言有效，效不更方，又予针刺1次，并嘱隔日1次治疗。农历六月十一时，患者言腿部已不红肿，伤口已结痂，又针1次巩固治疗。

【案86】

【原作针方】小节不但治急性脚踝扭伤特效，且治肩痛亦特效，遂想一试。随即在左手小节处扎针，并嘱咐其活动右肩膀，5分钟后告知一点也不疼了；继续留针40分钟后起针，诉丝毫不痛，且感觉右肩热乎乎的，很舒服。

【作者思路】小节穴位于肺经上，且此案疼痛部位也位于肺经循行附近，经络所过，主治所及，或可参照对应关系，拇指比作胳膊，大鱼际处比作肩，小节穴正是痛点所在，故可针下痛消！

冯静平：小节以治疗踝关节扭伤闻名。本案作者循经辨证，又引全息为证，读者可参。

【案87】

【原作针方】制污穴刺血。

【作者思路】个人理解久不愈合的伤口是因为感染了毒素，使伤口肉芽不能新生，败血瘀积成脓导致伤口周围气血瘀堵，形成局部坏死，从而导致恶性感染，使伤口不能愈合。董针制污穴功善祛瘀排毒，制其污而生其新，果然针后即效。

冯静平：患者起初虽经多次治疗，伤口仍久不愈合，虽有年龄较大、自身康复力比较差的客观因素，但经制污穴刺血后，竟能快速伤愈，足见董针经验之宝贵！董公制污之力，制污之理，犹须我辈继承研究！

【案88】

马召田医案：胸部外伤痛

某日上午，我正在出诊，藏医科的医生带着一名男青年前来向我求助。患者系牧民，诉胸痛，略加询问，排除心脏疾患因素后，当即为之针刺灵骨、大白二穴，不承想居然未见起效。疑惑中再三仔细询问，得知患者胸痛是1周前被自家马匹踢伤所致。

【案89】

孙志祺医案：背部冷痛

患者，女，25岁，甘肃陇南人，服务员。

自述两侧肩胛骨骨缝及上背部经常发凉、疼痛，经多年多方吃药诊治，始终未见效。其他部位体温正常，无不适。一次曾因背部感到骨缝透风般凉痛，故用三四个热包进行持续热敷，导致局部皮肤烫伤，但仍旧无效。特专程前来我处诊治。

查该患者体形瘦小，舌淡白苔薄，脉弱细，二便正常。

【案88】

【原作针方】双侧足驷马穴。

【作者思路】略加思索，记得邱师《董氏（正经）奇穴实用手册》中有记载，足驷马可治胸部外伤，遂改取双侧足驷马穴，竟然针下痛止，一次而已，殊为可叹。后随访，未见复发。

冯静平：本案灵骨、大白临床用之无效，足驷马竟针下痛止。试分析之，患者1周前被马踢伤而致胸痛，无其他症状表现，应非脏腑受伤，可能属于筋伤岔气。如此，足解穴可以考虑，足驷马与之相近。笔者此处揣测，读者细辨。

邱雅昌评注：事实上灵骨、大白与足驷马对胸背痛的主治是有差异的，灵骨、大白穴组治胸部打伤有良效为赖金雄师伯所提及，而驷马穴主治胸部被打击后而引起之胸背痛。此案胸痛应用足驷马才是正确的。冯静平未加细参，有所疏忽，请读者再参照《董氏（正经）奇穴实用手册》（第2版，第70页和第241页）仔细分别。

【案89】

【作者思路】根据患者情况，按照中医"治风先治血，血行风自灭"的原则取双侧血海两针，倒马针法，依据董针治疗肩胛疼痛的经典名穴，取重子、重仙穴，随后加针两侧木火穴。木火穴第一次留针10分钟后先行取掉。扎针3分钟时，患者自觉后背好像没有原来那么凉了，5分钟后觉背部有发热感，10分钟取掉木火穴针，患者自行将外套脱掉，如此连续针3次后停针。后经回访，半年未再见不适。

冯静平：作者首先考虑患者久患，予血海倒马，再以重子、重仙对位治疗，木火治肢体寒凉，标本兼施，周到细致，亦不失用针之简。

【案90】
李建亮医案：听觉异常

患者，女，85岁。几天前突然发现自己听见的声音都特别大，即便别人说话声音很小，也觉震耳欲聋，并逐渐加重。前天来余处就诊，说感觉别人说话的声音好像要把脑袋震开。患者平时头晕，有高血压、糖尿病史，余未见异常。

【案91】
吕金明医案：迎风流泪

患者，女，65岁，农民。

主诉： 双眼迎风流泪多年。

临床症状： 稍见有风即双眼流泪不止。

【案92】
田逸医案：咽喉息肉

患者，男，53岁。2021年11月2日来诊。

主诉： 声音沙哑（能明显听出来）。

医院检查提示咽喉息肉（本人未查看其检查影像）。语声稍高则声音难出，故平时不愿多言。身体壮硕，再冷的天气（烟台）仅穿单裤一条。

掌诊： 未见明显异常。

闻诊： 让其发声，嘶哑明显；尽量大声发音时，声音中断。

【案90】

【原作针方】手诊时观察到患者手掌心侧青筋比较多，尤其左手食指第一节处青筋颇多，给予针刺木穴、叉三，未想过了十几分钟症状竟除。今日来复诊，询问患者，言自针后至今未再发作，遂再针刺1次以资巩固。

【作者思路】木穴是通过董氏手诊观察而选的，叉三则是董针治疗耳鼻喉疾病的经验用穴。

冯静平：此案患奇，所谓病相万千，不离其宗，作者诊察细致，针到病除。可叹可赞！

【案91】

【原作针方】初治疗时仅用木穴效果不好，考虑患病多年症状顽固，且患者比较耐痛，故取足底花骨一穴（合四针）左、右足交替针刺各五六次，双眼迎风流泪之症即已。之前也曾给其试用过花骨一穴，但当时因考虑脚底针疼，用直径0.22mm针，效果不佳。后闻患者比较耐痛，改用直径0.35mm针，效果显著。

【作者思路】木穴对于轻症迎风泪效果不错，临床验证已试多例；但对于年久重症，有些时候效果不佳，此时用花骨一穴效果挺好（已试用几例，效果明显）。

冯静平：董针花骨穴组少人应用，或因此处针之过痛。作者因人制宜，收获良效，验证了花骨一穴对迎风流泪的临床疗效。从另一个角度看，花骨一穴对面即是行间、太冲，邱师提出的穴位空间论解构了穴位内在的空间。

【案92】

【原作针方】针单侧重子、重仙，对侧三叉三，交替用针。初诊进针后，让其做吞咽动作，再试着说话，自觉患处空虚、口干。跟患者交谈（人文关怀），使其身心放松，多说话。其妻在旁表示，感觉发音有明显好转，比平时说话时长增加。共施针6次。建议患者如果自觉恢复良好的话，去原医院复查。2021年12月5日患者来电回馈，复查提示息肉消失殆尽。

【作者思路】发声与肺关系密切，息肉与瘀堵有关系，基于这个思路进行处置。

冯静平：重子、重仙针对肺系疾患应用广泛，三叉三透液门，《百症赋》"喉痛兮，液门、鱼际去疗"，针对咽喉疾患。其实本案重点不在于其咽喉息肉是否消除，若考虑息肉之类赘生物，董针多取足三重、外三关之类。中医治疗当不拘于形质。想必该案患者发音嘶哑之疾得以改善，此针中病也！

【案93】

胡军医案：呃逆、背痛

患者，男，78岁，农民。8月19日，胃癌术后出现反复不停呃逆，一呃逆，人就抽作一团，尤其腹部肌肉抽在一起，床都抖动，无法入睡。住院部采取输液、西药治疗（具体不详）仍不能止。9月2日，院长问我针灸能否解决，我说试试看。取针时患者说我走后一会儿就没再呃逆了，第二天再问，症已除。9月5日患者诉术后背部也痛，痛得不能翻身，碰着席子就痛，只能侧睡，于是给他施针。9月6日患者妻子来找我针灸治腰痛，诉患者背部已不痛。9月12日，碰到患者办出院手续，知其背痛已愈。

【案94】

吕金明医案：精神呆滞

患者，女，57岁。此患本是一患者家属，陪护而来，余见其精神呆滞，面部、眼睑发黑，气色甚差，话少，几无笑容，面容死板，故向其问询，患者诉睡眠差、口苦重。

董氏掌诊察其肺区、二尖瓣、生死关、肝区、脾肿穴以及四缝、手指等皆发青，乌黑异常，右手更甚，放眼望去满手青黑。患者十余年前曾因脑出血昏迷住院，做过开颅手术，至今头上还缺几块颅骨。虑其当血瘀重。

【案95】

冯静平医案：肺胀咳

患者，女，66岁，2017年11月29日来诊。自述卧则胸胀满而咳，夜不能卧。10余年前曾确诊为肺气肿，近3年加重，只能半坐半卧而眠。观其个头不高，瘦削无肉，仰卧针小腿时，小腿亦枯瘦无肉。二便尚可，纳差，气短，舌淡嫩，苔薄白，脉沉有力。

【案93】

【原作针方】予针灵大＋镇静，灵骨针尖稍向上，镇静用2寸针皮下刺，留针一小时，不行针；9月5日针重子、重仙。

【作者思路】考虑患者术后耗气严重，故取灵大补气，以镇静安神；重子、重仙治背痛。

鲍自体： 呃逆（膈肌痉挛），中医认为是胃气上逆，西医认为是术后导致膈神经受到刺激所致，用镇静穴镇静安神是董针经验，有学者用印堂、双攒竹治疗呃逆也有效。另外，编者常用内关、间使、足三里治疗，也每获良效。灵骨补气加强了正气，视为辅助。关于灵骨穴的功能阐释极多，在此处，是否针透到手厥阴心包经呢？邱师有"穴位空间论"之说，为我们理解穴位功能多提供了一个思路。手厥阴心包经"向下贯穿膈肌"，经络所过，主治所及。

【案94】

【原作针方】因之前从未在手诊区放过血，也不多见青黑如此者，又见生死关、二尖瓣、肝区青黑筋，心里甚是没底，仅尝试刺血，以看结果。即在中指尖、木炎穴处（此几处也青筋显露）、二尖瓣、生死关、肝区这几个关键点的青筋、黑筋刺血。首次仅刺右手，手虽未放低，但仍出黑血甚快，干棉球竟擦拭不及，这几处皆如此。

再次来诊时，满掌青黑筋明显减少。第二、三次刺血，出血量慢慢减少，左右手手掌青紫筋明显减少，基本恢复正常。患者面色好转甚多，笑容多见，和诊室其他患者谈笑自若，实与之前所见判若两人。患者自诉睡眠大有改善，口苦亦减轻不少。

【作者思路】在董氏掌诊五脏区刺血，之前不曾做过。因见此患者瘀青如此明显，遂有刺血一试的想法。实不承想效果竟如此之好，尤其在神志方面的改善，确在意料之外。

冯静平： 前案言及皮肤问题时，笔者提到黄褐斑既是脏腑功能外在的表现，也是针对性的治疗点，本案手部青筋亦是如此。经过刺血，患者精神面貌亦为之改善。身心和谐，无疾可干。身体可影响精神，精神亦可影响身体。

【案95】

【原作针方】一诊，平卧时须枕两个枕头，针土水、水晶、四花上；卧时肺胀胸满，起针时已不觉胀。

二诊，诉夜卧仍胀咳不能眠，留针时听其喉中有痰鸣，然初诊未觉。针土水、水晶、火菊、四花上。

三诊，自诉觉针之无效，不想再针，后细问知其已有食欲，何言无效？针三士、水晶、火菊、四花上。

四诊，诉安睡一夜，仅晨起时微咳。即针同上。

五诊，咳已止，可安卧如常。留针时亦不闻其喉中痰鸣。针同上。

【作者思路】土水穴，董针以三针倒马，临床效更宏，以肺起于中焦，主气，故取，后以三士穴易之。火菊近经穴公孙，八脉交会穴，"公孙冲脉胃心胸"。水晶近经穴照海，八脉交会穴，"阴跷照海膈喉咙"。四花上功同足三里，贴骨用针效果更强。鱼际区域，按照邱师穴位空间论思路，鱼际、小节、土水、重子、重仙，思索是否可以通用？临证选穴，审切循扪按，如此必无所漏，必无所误。

【案96】

陈召彦医案：小腿胀痛

患者，沈某，男，48岁，浙江金华人，2021年4月18日早10：30来诊。

主诉： 双小腿酸胀疼痛1年。

现病史： 患者自觉双小腿胀痛、无力1年，近3天加重，多方治疗效果不显。

查体： 体温36.4℃；血压90/60mmHg；脉搏75次/min；心肺听诊正常。舌质淡、胖大，苔白，脉沉而滑，二便正常。

【案97】

姚文连医案：胸中痛

患者，女，45岁，体胖。自述前胸疼痛彻背，双侧肩部闷痛，左上臂部酸痛，易受惊吓。余认为是冠心病。视四花中外部有模糊不清（因患者皮肤较黑且胖）的青暗色，左肘窝部有青筋。给予董针治疗2个月，诸症悉除。

【案98】

罗荣森医案：食少

患者，李某，男，20岁，在遵义读书。于2021年7月起出现食不能饱，多食则反胃呕吐，后来每日三餐都只能吃半碗饭。多方医治无效。后在赤水市某医院检查，诊断无异常，属生理性反应，给予神经调节治疗，仍无效。

2022年新春我走亲戚时恰巧碰见，察观患者，面色微青，触摸腹部柔软，舌边齿印，苔微黄，便溏。遂诊为脾气虚，给予针灸。第二天上午，患者告知，早上试着吃了一大碗饭，没有出现反胃呕吐，要求我再给他扎针，我说明天看有无反弹再说吧。第三天，患者说昨天一天都没反胃。效不更方，如此左、右交替隔1天针1次，一共4次，至今未见复发。

【案96】

【原作针方】灵骨、大白、肝门、肾关、丰隆双侧取穴，留针40分钟。

治疗效果：进针5分钟后感觉胀痛明显减轻，嘱其继续活动，10分钟行针1次，40分钟后疼痛完全消失，活动自如。嘱其继续针2次巩固疗效，3次痊愈。

【作者思路】患者是肾虚伴有寒湿之邪，取穴灵骨、大白补气养血，调理全身气机，两穴为治疗腰痛、下肢疼痛特效穴，有行气活血、化瘀止痛之功；肾关补肾；丰隆祛痰通络；肝门全息对应小腿部位。全方活血化瘀、温通经脉、祛痰通络，使全身气血流通而胀痛自止，3次痊愈。

冯静平：本案取穴紧扣舌脉，方正规矩，疗效亦佳。若依董针经验用法则可考虑手五金、手千金。

邱雅昌评注：董针有个精枝穴，就是背部的金枝、金精，左右共四穴刺血，治疗小腿痛、小腿发胀，效果非常好。

【视频演示】肠门穴、肝门穴、心门穴

【案97】

【原作针方】分别予肘窝、四花中区域点刺出血，尤其四花中部点刺，黑血喷射，患者顿觉轻松痛快。然后双侧内关、足三里留针45分钟。每天按上述方法扎针，每隔1星期，于四花中、外或足三里处放血，持续治疗近2个月。

【作者思路】四花诸穴刺血是董针治疗心脏问题的特效针法。内关是治疗冠心病的特效针，足三里是胃经的合穴，胃与心包络通，治冠心病甚效。

冯静平：杨维杰师公曾云"针灸医师不懂刺血，只算得半个医师"，其实是表达刺血之于临床的重要性。本案查证准确，血出神安。唯多言一点，刺血非以量为胜，中病即可。《内经》中刺血法则，血变即止。董针对于刺血更有发挥，前胸后背施针危险处皆以刺血替代，值得临床推广应用。

【案98】

【原作针方】在学董针时，邱师曾讲土水三穴治胃肠之病，余便信手针其左手土水三穴。第三天我又给他针了右手土水穴。

【作者思路】本人细想土水三穴在鱼际穴位置上，具有理气和胃、健脾利湿之功，故针而应手而愈。

冯静平：土水治疗久年胃疾，本书中已有多案用及本穴组。本案单取土水，应手辄效，针灸之奇，董针之奇也！

【案99】
田逸医案：足跟皲裂

一批发市场调料店主患严重的颈椎病，久治不愈，经人介绍来我处求诊。经诊察后欲取俯卧位针小腿，突然发现患者足底犹如老树皮一般，皲裂得不忍直视。心起一念，打算把这个比较严重的皲裂一并处理了。询问患者，答多年以来脚掌从不出汗，所以干裂。

【案100】
雷远富医案：尿失禁

患者，女，70岁，尿失禁5年。

西医诊为膀胱括约肌松弛（无肿瘤），建议手术治疗。患者拒绝手术，几年来看了很多中医（用药不详），效果不明显。5天前来诊，患者精神状态很好，说话中气十足，身上有尿骚味，舌质红，苔白厚腻，脉沉大而无力。

【案101】
冯静平医案：急性腰扭伤、久年胃痛

患者，马某，男，70岁，2017年4月21日因急性腰扭伤来诊。20天前，患者因抓扶电动车不慎扭到腰部，俯仰、坐卧皆困难，至今仍痛，行动不便，须挂拐杖方可。即为之针治。如此三诊，腰痛已愈。

第四日却又来诊，其妻告知患者昨夜因胃痛呕吐彻夜未眠，其患由来已久，常常如此。再为针治，隔2日后才又来针一次，竟不复来。2017年6月29日，其妻因口苦来针灸，问起，告知其病已愈。

【案99】

【原作针方】针对其足底皲裂取双制污刺血，针双木穴。经过4次治疗恢复正常，合计刺血2次，针4次。患者反馈：这么些年来，我的脚掌终于出汗了。

【作者思路】缠绵不愈之裂口，立即联想到伤口不愈合用董针患侧制污穴这一绝招，再加上过去用木穴治愈多起鹅掌风的经验，于是心中就有了方案：双侧制污刺血加双木穴针灸。果然应针得效！（大肠主津，足底组织得不到津液的滋养，就会逐渐干枯、皲裂，基于这个认知，把关注点放在大肠经的方向应该合理）

冯静平：木穴治疗"富贵手"，习董针者，人所尽知。本案创造在于以制污针对裂口，虽非创口，但皮肤干裂口亦属于皮肤不正常表现，此案经验值得借鉴。

邱雅昌评注："大肠主津，足底组织得不到津液的滋养，就会逐渐干枯、皲裂，基于这个认知，把关注点放在大肠经的方向应该合理"，此说待考。

【案100】

【原作针方】初取穴双灵骨、大白、肾关、人皇，每天1次，针5次未见明显效果，故请教同门。王庆文师兄说，我们要善于捕捉临床信息，如体态、气味，或一句主诉，推断疾病本质。经指点，我把针灸穴位调整为：双侧肾关、三阴交、通肾。第二天病情明显缓解，继续针灸5天，症状基本消失。

【作者思路】查阅邱师《董氏（正经）奇穴实用手册》，记载赖师公临床经验："通肾、通胃为清热补肾健脾之要穴。小便浊臭味重者针通肾、通胃特效。"仅此一变，卓效立显，可见前辈经验还须好好继承吸收。

冯静平：本案初针不效，继施以通肾而速效，经验亦不可忽，因其"浑身尿骚味"，医者临证，确须明察秋毫也！

【视频演示】通肾穴、通胃穴、通背穴

【案101】

【原作针方】处一手二角明、心膝穴；另一手肺心、胆穴，针毕令其站起活动，顿觉痛若失，起坐无虞，试行躺卧，虽痛但已觉轻，走时已可去杖独行。第四日针水晶、土水。

【作者思路】肺心、二角明针对脊柱问题确有卓效，肺心一穴两点，横向针之，今为简便施针，取一针由上往下（向心）透两点之法，二角明亦采同法。2019年还曾遇一体胖老妪，先后2次为其诊治，初因背痛，为之针肺心、重子、重仙，大效。数月后，因腰痛求诊，初诊为其针肺心、腕顺一，次诊针水晶，均未得显效；三诊仔细查看患者手掌，其手指背部青筋凸显，即予一手肺心及食指、无名指近掌指关节指背，另一手二角明及食指、无名指中节指背，皆以向心针针之。片刻后，患者已笑逐颜开。

【案102】
梁祝铭医案：幻听

患者，女，19岁。

主诉： 自觉脑袋里有声音。

患者于2019年春节后即发精神病，症状表现为歇斯底里，哭怒无常。于当地（潍坊）专业医院治疗，出院后继续服西药，病情控制尚可，但自觉脑袋里一直有声音，时轻时重，自觉有人在背后看她，不敢洗澡。暂停服药即复发（药物不清），遂来我院寻求中医治疗。患者脉较洪盛，双尺略弱，舌色红，较短缩。便秘，余尚可。

院长诊其肾虚，予六味地黄汤、甘麦大枣汤，加菖蒲、远志、酸枣仁、丹参、龙牡等，便秘时加芒硝冲服；上午查房时给予针刺头针，百会、四神聪、风池、神庭、本神等交替，如此治疗月余。其后院长嘱我负责继续如前针刺。患者仍有幻听症状，偶有被窥视感觉（发作少，外出环境杂乱时容易引发），脑袋有声音时头即迅速摇动几下。西药未敢停用（院长一直嘱其停用所有西药，然停用则哭怒无常，症状立即复发，故只敢慢慢减少用量）。其间其母与我交流，问有无他法，若仍效果不明显，打算再过一段时间回家治疗。其母言该女性格文静，因今年高考压力而突然发病，其头时摇，余据言考虑为肝郁化火证（舌脉均有火象，且常发火眼），并为针治。

医案解析

【案102】

【原作针方】即予上三黄、神五针为主穴交替，配火硬、火主，又因其头摇，针风池、风市。第一次针用上三黄、神五针、火硬、火主。第二天，患者非常高兴地告诉我，昨天下午外出时，脑袋里一点声音也没有了（既往在人多或乘公交车时幻听加重），继续如上针灸。第三天因有事在傍晚针灸，第四天查房，患者说晨起时又有声音。如此针灸10余天，症状仍有，与其交谈时头仍时有摇动。再经详细询问，得知脑袋里有声音时通过摇头即可减轻或令其消失（之前一直以为是有内风，并交替用过补肾组穴）。再三思考，其症状首发为歇斯底里，想起刘渡舟老先生治精神病医案有用抵当汤者，该女初始症状亦有"其人如狂"的表现，遂决定一试，针足三重、火硬、火主，配下三皇、神五针交替使用。次日，患者晨起状态很好，说昨天针完一整天只有一点点声音，继续如上针灸，约1周后症状基本消失，头也基本不摇。其母说巩固一下，故共针此穴组10余日后，完全好转出院（西药在此期间已完全停用）。

【作者思路】因灵机一动思及刘老运用抵当汤（下焦蓄血证）治疗狂躁和情绪紧张，故用足三重活血化瘀为主穴，配以火硬、火主清热疏肝，并配以神五针镇静安神，因脉诊尺弱，仍取下三皇以期补肾且强其肾志（肾志为恐）。此案应非一人之功，患者前后共服用3个多月的中药，并针头针，应当对病情也有帮助。我治疗后，始效后复不显效，穷则思变，改变治疗思路，最终取效，可见治病当辨证准确。

冯静平：得神者昌，失神者亡。幻听，神志异常表现——神五针，初取上三黄，病情反复，后改为足三重，良效！

【案103】

王伟增医案：癃闭

　　患者，女，63岁，因白血病病危出院，经导尿管导尿38天，导管拔出后不能自主排出小便。予针灸。

【案104】

何东炼医案：脚踝疼痛

　　患者，男，广州市白云区某高中体育老师，自述踢足球时扭伤右脚踝，走路不方便，患处有牵扯的感觉。诊查发现外踝下侧肿胀，轻按有刺痛感。触诊膀胱经无痛感，再诊胆经，疼痛难耐。

【案103】

【原作针方】取穴：双侧足三里、阴陵泉、浮间、外间，针行泻法，留针30分钟，便出尿液600ml，之后小便恢复正常。

【作者思路】"小便不通阴陵泉，三里泻下溺如注"，出自《杂病穴法歌》，临床效卓。浮间、外间是董针治疗泌尿系疾病的常用穴组，考虑患者长时间导尿管导尿，可能会有泌尿系感染，故取。

冯静平：异病同治。同属泌尿系类的疾患，用针思路亦如此。

【案104】

【原作针方】予以患侧足三重穴三针，留针40分钟，起针时诸症皆无。本嘱其再针一次以作巩固，但直到2周后见面，说已完全康复。

【作者思路】董针足三重活血化瘀，按近治原则，循经取穴。

冯静平：踝痛，踝扭伤，董针多考虑小节。此案触诊得穴，针之亦良效！

邱雅昌评注：脚踝扭伤，直接用循经取穴的方法来治疗也有疗效。想一想，这个案假设直接用一针小节穴来治疗效果如何？

【案105】

杨宇医案：足跟痛

患者，张某，男，54岁。就诊时间2022年6月8日。

主诉： 右跟骨疼痛2月余。

患者2个月前从约1米高的墙上跳下，即感右侧足跟疼痛，为持续性钝痛，在外自服止痛药（具体不详）后疼痛无缓解，并于今日来诊。既往体健。

查体： 右侧足跟软组织稍肿，皮温不高，后枕部可触及明显压痛点，灵骨穴压痛，跟骨中央偏内侧压痛明显。行走时右跟骨疼痛明显，大白穴可见青筋。MRI提示：右侧跟骨轻度骨挫伤。

治疗后足跟疼痛立即缓解，疗效维持6～8小时，后疼痛逐渐加重；二诊至六诊疼痛缓解时间逐渐增长，疼痛程度逐日减轻，直至消失。2022年6月27日，回访患者，诉疼痛完全消失，现已正常生活。

【案106】

殷悦医案：银屑病

家父71岁，于25年前患银屑病，起初只有大腿外侧一处，后因奇痒难忍，反复抓挠以至颈、脚踝、股部多处蔓延。曾经泰安某三甲医院诊断为神经性皮炎，黑龙江某医院皮肤病专科确诊为银屑病，但所用药物均无显效。病情发展，严重影响休息，遂用董针治疗。3个月余痊愈，皮肤恢复平整，至今已4年，未再发。

【案105】

【原作针方】治疗：灵骨、大白取单侧，双手交替，3寸针深刺，后枕骨找压痛点，用1.5寸针刺，并嘱患者跺脚及行走，留针45分钟后取针。

【作者思路】①灵骨穴压痛明显，本人曾多次单独用灵骨穴治疗足跟痛，皆有效，手诊见患者大白穴处有青筋，考虑患者肺气虚，故加用大白穴与灵骨穴形成倒马，深刺超第四掌骨；②下病上取之，腿脚有疾风府寻，因在患者后枕下项线周围可触及硬节，压痛明显，并于硬节处针刺，本例患者风府穴处未触及明显结节及压痛点，故未在风府穴处施针；③结合针刺运动疗法，嘱患者跺脚、行走，使经络之气下行至患侧足跟。

冯静平：《难经》曰"知为针者信其左，不知为针者信其右"，寻常习针者所求干货无非经验穴而已，得授此"鱼"也，若得审证之心法，此得授"渔"也！孰重？

邱雅昌评注：杨宇巧思，冯静平医师的评论也非常好。

【案106】

【原作针方】 先于分枝上穴、分枝下穴泻血，委中放血，因患处奇痒无比，遂于患处泻血（局部刺血时，患处硬如牛皮，很硬，不易刺），如此可止痒半月余。后续亦在四花外泻血。针取驷马穴双侧，手解穴、四花穴、上三黄、外三关，交替使用。

【作者思路】 因久症、重症、怪症、痛症必有瘀滞，选择排除瘀血，以起到祛瘀生新的目的。分枝上、下穴为董针解毒大穴，亦可治疗全身发痒，委中穴为泻血首选，且有明显青筋浮露。患处泻血以治急，缓解瘙痒，避免抓挠影响治疗。董针驷马穴在肺之总神经，治皮肤病首选；手解穴同心经少府穴，"诸痛痒疮皆属于心"，故对皮肤红疹瘙痒亦有镇定止痒之功；四花补气，导邪于肠道出，上三黄调畅气机，外三关破气行血消瘀，共奏奇效。

冯静平： 银屑病，皮肤疾病之顽疾。分枝上、下穴已多次述及，本穴组位于小肠经循行线上，中医生理认为小肠分清泌浊，所谓解毒是否与此有关？驷马穴组为治疗皮肤疾患之最为重要穴组，另取上三黄、外三关，加强疏泄功能。

邱雅昌评注： 银屑病竟然能获得大效，不错。银屑病常常有反复，有些时候会自己减轻甚至痊愈，但是还会复发。医生要注意，不可在看到患者状态比较好的时候，就自认为一定是治疗的效果，要观察一阵子再下定论。此案已经4年未有复发，可见已然痊愈。

【案107】
许俊祥医案：臂痛（疫苗注射）

患者，女，42岁，2022年6月21日来诊。右侧手臂疼痛、抬举困难半月余，系在本地县医院注射疫苗后出现上症。查右侧手臂疼痛部位在三角肌上，正是疫苗注射的位置，局部未见红肿热痛等炎性反应。患者自述注射疫苗后当即出现注射处疼痛难忍，继而出现上臂活动时抬举困难，已输液消炎3日未见寸效，常胃胀胃痛、食欲不振，平素畏寒怕冷，舌淡红，苔薄白，脉未及。

【案108】
吴海洲医案：下肢水肿、顽固性痔疮

患者，朱某，女，31岁，2022年8月1日诊。患者自述10年前无诱因出现双下肢下午肿胀，曾多次经西医检查肝、肾、心等功能，均无异常。近2年来出现痔疮，疼痛、流血严重，曾在西医院外科做痔疮手术2次，未治愈。近3个月加重，伴头痛头晕，颈部不适，急躁易怒，胸闷气短，气接不顺。舌红绛，苔薄白，边有齿痕，脉弦数。查体斜方肌、臀大肌紧张。给予针治。3天后患者面诊回馈，痔疮近痊愈，头颈部不适已无，双下肢水肿缓解大半。后巩固治疗5次，未反复。

【案109】
高飞医案：高热惊厥

患儿，男，4岁，高热惊厥。

现病史： 发热2天，口服布洛芬混悬液仍反复高热，大便干。

刻诊： 面色红赤，无汗，高热40℃，双目闭，不定时惊厥抽搐。大便已4日未行，舌苔黄厚，口气重。脉：三部数而有力。

【案107】

【原作针方】直刺左侧手解穴，轻轻捻转，并同时让患者活动右侧手臂，当即觉手臂疼痛缓解，活动时轻松如常。该案仅针1次手解穴即治愈。

【作者思路】手解穴与心经荥穴少府穴位置类同，所谓荥输治外经，且诸痛痒疮皆属于心，单从此穴名字来看，手解穴即能缓解急迫之痛，且五输为火，类同桂枝温散解肌之功，结合患者体偏寒湿，而寒主收引，用之则能起散寒止痛之效。无独有偶，远在南半球的大学同学在当地注射疫苗后也出现了注射部位疼痛难解，微信联系本人时已疼痛2天，即刻让其针手解穴，也是针至痛除。另外，参考邱师《董氏（正经）奇穴实用手册》载有胡超伟医师施用圆利针后，患者常遗留疼痛针感，胡医师不假思索即在手解穴扎一针，常是当下痛苦即消失，据此，余在临床中也常用手解穴缓解取针后遗留疼痛感，屡用屡效，董氏针灸名不虚传也。

冯静平：诸痛痒疮皆属于心。董针手解穴用法将传统经穴于临床发挥甚多。设若仅读案例叙述，考虑患者平素胃胀胃痛、畏寒怕冷，或可取天皇、肾关？

邱雅昌评注：冯静平巧思甚多，但此案提出想以平素胃胀胃痛、胃寒怕冷来考虑使用天皇、肾关治疗此症，未免有天马行空之虞。

【案108】

【原作针方】用长针沿着斜方肌、臀大肌两个肌肉的起始点松解，针州水穴，双侧其门、其角、其正。

【作者思路】笔者初学董针时其门诸穴为向上沿着大肠经斜刺，在临床应用，自觉效果不佳，经师父指点后，改为取穴点向三焦经贴骨刺，临床上再次治疗痔疮时，往往效如桴鼓。以上仅是笔者个人经验，欢迎各位同道指正。

冯静平： 本案作者触诊肌肉紧张行松解之法，此属现代医学分支。其实亦可认为此为"阿是"之一种，针对病情，审切循按，不定穴中，针入得气。余固认为，针灸医学之进步不必另以现代医学为要，但得之借鉴绝无不可。

邱雅昌评注： 其门、其角、其正穴组又称为"三其穴"，一般沿着大肠经皮下直刺，本人称之为"顺经一条龙"的扎法。另外，有杨维杰老师的"逆经一条龙"，以及巴顿师伯提出向手少阳三焦经方向扎的"川字形针法"。我的《董氏（正经）奇穴实用手册》第2版上讲解得很清楚，大家可以多做参考、多临床。

【案109】

【原作针方】 取穴：其门、其正、其角、曲泽，各揉200次。半小时后，患儿腹中鸣，排臭气，排便后，热退。患儿家属本来准备马上送小儿去医院急诊，紧急揉按穴位后立解。

【作者思路】 其门、其角、其正（即董氏针灸三其穴）本为董针通便之要穴，因考虑到患者为幼儿，本已高热惊厥，恐其畏针生变，故而采取轻揉穴位处之。抛砖引玉分享给大家，临床试用。

邱雅昌评注： 有学生分享，小儿不留针，以董氏穴位快速进针即出，即所谓"快针"，效如桴鼓；点刺亦然。对怕针之幼童用董氏穴位或按或揉或掐亦有良效。

【案110】

仕林医案：足跟痛

患者，男，54岁，5月23日下午诉午睡起床后忽觉右足跟痛，上班时一路牵扯疼痛不适，意寻余针灸治疗。查足跟痛常与肾有关，而患者春节放假前曾诉腰胀痛、扭转不便，为其针1次后症状消失；患者还曾上磨牙疼痛，前1周因肾炎入院医治，伴糖尿病（药物控制良好）。遂给予针灸1次，出针时已无不适。6月24日问其足跟痛情况，告知"针后再没疼痛过"。

【案111】

何东炼医案：前列腺炎

患者，男，62岁，进行性排尿困难。

患者3年前突发急性前列腺炎，每晚排尿10次左右，排尿时间延长，排尿刺痛，射程缩短、尿线细而无力。经西医抗炎治疗后，每晚仍须起夜3~4次，常须按压腹部，增加腹压以帮助排尿，否则总有尿不净感。

【案110】

【原作针方】单针对侧灵骨、五虎五穴，行走动气，10余分钟后，告知疼痛好了许多；又令其坐下，加患侧束骨牵引，共留针45分钟左右。

【作者思路】足跟疼痛，单针五虎四、五，或灵骨甚效，鉴其肾脏状况较多，还是合取灵骨、五虎，加针束骨牵引。在践行邱师"精简用针"精神上还待领悟深研。

邱雅昌评注：践行"精简用针"，精神可嘉。

【案111】

【原作针方】予以肩中、云白、李白、上曲、下曲、妇科。针毕，患者上厕所后反馈小便非常顺畅，无涩感，无刺激，非常舒服。继按以上针方，左右手交替连续针刺6次，患者小便已无大碍，仅偶尔起夜1次。嘱其1周来2次巩固，连续4周，痊愈。

【作者思路】患者有膝关节疼痛，故取肩中、上曲、下曲、云白、李白与妇科穴同用增强男科、妇科疾病的治疗。

冯静平：董针云白、李白、妇科，临床均可用治妇科疾患，本案作者用于男科病，值得借鉴。圣人示人以规矩，不能使人巧，为医者全在变通。本案仍可精简用针，上曲、下曲可去之。

邱雅昌评注：常常按压腹部帮助排尿是不好的，有些时候尿液逆流到肾脏，会影响肾脏，这个做法要避免。

【案112】
冯静平医案：口咸

患者，男，56岁，2020年12月诊。患者诉长期每日早起即觉口咸，其夫人一旁代诉，患者素有肾炎，既往患脑部动脉阻塞，但医生告知其侧支循环开放。察其舌红苔薄，脉浮弦沉弱。

【案113】
高飞医案：术后不排气

患者，男，38岁，干部，2019年8月19日初诊。突发急性化脓性阑尾炎，术后25小时不排气，特邀余会诊。

刻诊：全腹膨胀看不到肋缘，按之有抵抗，有濒死感，面色萎黄，短气烦躁，自觉提肛运动无力，舌苔黄腻，脉濡。按医嘱，不排气不可进水、进食。给予针灸，留针40分钟后患者自觉有便意，扶去卫生间，坐便器上未便而排好多臭气，排气后，腹胀气短立愈，按之软，肋缘已现。一直不信中医的主刀医生（外科主任）直呼神奇，于是请我去看另外5位术后不排气患者（3位术后5小时，2位术后8小时左右），依此案针法，均在针刺1小时内开始排气。

【案112】

【原作针方】因虑其未曾针灸过，只取双水晶，行针得气留针30分钟，其间行针1次。留针期间，患者告知口已不觉咸；患者次日早起亦不觉口咸。复经审按后针取左水晶，右火主，左重仙、灵骨、大白。1个月后问及，未再有口咸之症。

【作者思路】《素问·示从容论》："夫浮而弦者，是肾不足也。"咸入肾，口咸，肾之证。董针水晶位近肾经照海，"肝足厥阴之脉……从目系下颊里，环唇内"，火主近太冲，同属肝经循行；重仙（及重子）处色青暗；灵、大，近合谷，面口合谷收。以上诸穴经揣按均反应明显异常，故取之。

【案113】

【原作针方】其门、其正、其角，灵骨、大白、曲池。

【作者思路】其门、其正、其角系董针针对便秘、痔疮等病症之特效穴组，有促进肠蠕动功能，所以对排气亦有特效。曲池穴对急性肠炎有特效，也可促进肠蠕动。灵骨、大白可治中气不足、气短、肠痛，对肠胀气应该也有效果。

冯静平：本案作者扩大其门、其角、其正穴组运用范围，也改变了一些西医师对中医的固有观念。期冀中医针灸，期冀董针获得更多医学专业人士的认可，推动医学的发展！

邱雅昌评注：我本人习惯应用腑肠四穴促进排气；因三其穴可以帮助通大便，在此用三其穴促进术后的排气亦能取得良效，可见高飞医师的功力非凡，也鼓励大家多思考多实践。

【案114】

李安吉医案：手足冷

患者，王某，40岁，山东胶州人，董针学员。一次董针学习班课后找到我说自己常年双脚冰冷，希望我给她扎针体验一下。查体见舌质微青，苔薄白而滑，虚寒体质，握手湿凉，过手腕稍轻，说话间给予针刺。随访说大约20分钟明显手脚热伴大量出汗，感觉自己身体轻松许多，叮嘱以后隔天一次按原穴位自行再扎两三次即可。3年后再次遇到学员本人，得知已经痊愈，身体微胖，气色较佳。

【案115】

张秀玲医案：下肢恶热

患者，男，67岁，自觉晚上双腿发热盖不住被子（现在冬季），平素易感冒，失眠，便秘，舌胖大苔白。曾去医院检查诊断为湿热下注，并予中药汤剂（不详），无效。给予针灸，一诊后患者诉晚上睡觉时腿上能盖被子了，但脚仍外露。二诊后患者告知比前一晚略好，感觉白天全身发冷。以前吃饭喝水感觉热得厉害，汗多，针两次后吃饭喝水均无汗出。针后1小时无寒冷感。三诊后患者自述腿不热了，完全能盖住被子，亦无全身发冷症状。

【案116】

何东炼医案：味觉失常

患者，女，60岁。某日吃饭时突然觉得没有味道，初时以为是盐放少了，后来尝试口尝辣椒、咸菜等，皆无味感，始知丧失味觉。1周后来诊。循经络诊查，脾经瘀堵严重。给予针灸3分钟后，患者自觉味觉恢复，后继巩固2次而愈。1年后追访，无复发。

【案114】

【原作针方】双木火穴，一侧指三重下针，嘱其双手举过头顶走动，五六分钟后自述脚底心有热感，手也感觉没那么凉了，继续留针半小时拔针。

董针双木火穴同取，治疗手、脚冷症疗效好。①操作方法：手脚冷症患者不论男女均可实施双木火穴平刺，针尖由桡侧向尺侧刺入皮下骨膜间，有涩滞感，到位后不用捻转，只嘱患者掌心向内、伸直双手举过头走动动气即可（双手臂坚持不住时可适当放下休息，片刻后再伸举，走动不停）。②留针时间及要求：针对得病年限及发病轻重不同等因素，刺入双木火穴后留针时间也要相应调整，每次留针时间以手脚热后5分钟拔针为宜，不可久留针，针刺调整为隔天一次，不可天天刺。例如：第一次个别患者大约半小时至40分钟后慢慢出现手脚出汗症状（出汗先是凉汗，进而黏腻汗，走路脚底打滑，手掌内侧及所有指腹肉眼可见晶莹剔透发光小水珠），渐渐开始有热感出现，脚背至脚踝、手掌心、指腹、掌背部至手腕逐渐有热感出现，此时继续留针5分钟即可拔针，拔针后这种感觉会持续三五天。隔天后扎第二次，针后手脚大约在20分钟后较前一次基础上出现较强热感，热感出现后再留针5分钟拔针。再隔天进行第三次针刺，这次大约在进针10分钟出现热感，在延迟5分钟后拔针。第四次在间隔5天后再扎双木火穴，进针约5分钟后手脚开始发热，热感出现后延迟5分钟出针。以后基本不再扎针，患者手脚冷症解除，从此告别此症。③临床疗效判定：均有效，有效率100%，3年内无复发者98%，疗效满意。

【作者思路】①穴性及治疗原理：木火穴定位在中指背部第三指节正中央关节突正上方，上下括号线中间处，下方有正中神经、心脏及肝分支神经。董公当年用此穴治疗朗诺总统之半身不遂。师父邱雅昌先生第2版

《董氏（正经）奇穴实用手册》第31页提到杨维杰老师说本穴近中冲穴有强心活血作用。余对师父书中提到一女性销售员手脚冷症治疗案例中，解释本穴有枢纽交通和调节上下气机观点较为认同。同时本人理解的本病中医原理：此类病患问诊自述多为常年手脚凉，冬天更甚，怕和别人握手，房间热度足够自我感觉缓解，实际别人接触还是冰冷，发病者有部分患者无汗或少汗，有些患者常年出冷汗，实际这种患者多为气血两虚或寒湿过重，令阳气不能通达四肢，有些患者兼肾阳不足，相火被长期遏制，不能温煦机体，使体内寒邪过甚而不能将其逼出体外。因此，本人认为木火穴下方应该还有肾之神经，有扶阳固肾、散寒祛湿之效。②感想：脚冷症临床偶尔会碰到，女性多于男性，以前用此穴不敢大胆尝试，留针时间仅限于10分钟以内，总不能获得满意疗效。一次偶然机会，在讲课中忘了学员患者拔针时间，结果学员手脚热过脚踝、手腕她才提示可否拔针，看时间已过40分钟，汗颜，结果歪打正着，效果出奇的好。余甚是担心患者是否会出现此穴留针过久而困乏之症，课后及第二天问之，患者晚上酣然入睡，属我担忧过甚。余后来针对此类患者将留针时间改良，成为治疗此类疾病的拿手之技。对木火穴使用不当的，确如师父所讲，频刺、久留针能引起体乏无力、神困疲惫等症。本人遇到一学员听课间走神恰巧没听到此穴使用方法，回去后遇到一半身不遂患者，联合董针其他穴位每日针灸，留针时间每次40分钟，结果第二疗程结束后患者浑身无力，上眼睑都不想睁开。问我原因，后来追溯到本穴，才求证说自己没注意到此穴使用要领。嘱其赶快针一侧手解穴、另一侧足解穴患者才得以缓解，休养七日后再针无事。而我本人和学员对此穴也有了新的认识和使用理念，更促使我不断改良此穴，针对不同疾病予不同用法。有不当之处还望师父及师兄弟们、同仁们给予修正。（上述方案不包含颈腰椎中央型疾病引起椎管狭窄或压迫神经所致的手脚冰冷症）

冯静平： 木火留针时间源自董公的临床经验，本案作者在临床中获得新的心得发现。

邱雅昌评注： 李安吉扩充木火的用法，对木火穴的发挥应用值得我们好好学习思考。当然很多东西都是经验性的，所以客观收集验案很重要。

【案115】

【原作针方】 双火硬、双四花上、土水（左右交替）。

【作者思路】 四花上穴（足三里）在胃经上，足阳明胃经多气多血。足三里穴是胃经的合穴，有疏通经络、调和气血、搜风逐湿、理脾健胃之功，为全身强壮要穴之一。土水中是手太阴肺经之荥穴，荥主身热，有退热作用。湿热下注，故加了火硬穴。

冯静平： 读本案叙述，属感觉异常，余会考虑神五针、三其；考虑针灸的双向调节性，或取邱师上下交征法。作者以四花上疏通经络，调和气血；火硬清热利湿；土水中系手太阴肺经之荥穴，荥主身热，以退热而获效。此案亦属少见，疑惑之处，留待诸君于临床考证。

【案116】

【原作针方】 针下三皇双侧。

【作者思路】 脾胃者，仓廪之官，五味出焉。董针下三皇组穴在脾经循行线上。

冯静平： 《灵枢·九针论》："酸入肝，辛入肺，苦入心，甘入脾，咸入肾，淡入胃，是谓五味。"《素问·灵兰秘典论》："脾胃者，仓廪之官，五味出焉。"作者据典用针，针简效卓。

【案117】
李波医案：顽癣（银屑病）

患者，赵某，男，40岁，2019年2月15日初诊。

主诉： 颈部及腰腹部起疹、瘙痒4年，加重2月。

现病史： 患者4年前无明显诱因出现全身瘙痒，继而出现颈部皮肤苔藓样变，有时覆有鳞屑，可伴有少量血痂，入夜瘙痒尤甚，情绪波动和进食辛辣食物加重。纳食尚可，大便偏干。先后辗转于各大医院诊疗，效果不佳。

检查： 颈部皮肤呈苔藓样肥厚斑片，边缘似模糊，表面附有少量鳞屑，有瘙痕，脊沟明显。舌红、苔薄黄，脉滑数。

西医诊断： 神经性皮炎；中医诊断：顽癣（银屑病），证属肝郁化火，风湿蕴阻。

治则： 清热利湿，养血润肤。

【案117】

【原作针方】①分枝上、分枝下、足驷马、中九里；②肩中、血海、大椎。治疗：第一组穴位交替使用，7天为1个疗程。第二组穴位大椎、血海刺血拔罐，每周2～3次。治疗10天后瘙痒减轻，皮损（疹）变薄；25天后瘙痒基本消失，生活正常。

【作者思路】董师认为足驷马穴有祛风邪、清热作用，能根治皮肤过敏、慢性湿疹，治疗皮肤癣疹效强；分枝上穴、分枝下穴有泌别清浊、利尿利湿、疏利三焦、调整内分泌、增强免疫功能的作用；肩中牵引针；大椎、血海刺血泻血热、肝热；中九里为祛风要穴，印证了"治风先治血，血行风自灭"的理论。以上穴位和放血的同时运用相得益彰。

冯静平：本书中又一例银屑病案例，两案对比，皆以分枝上、下穴组及足驷马穴组为核心，辨证加减。读者可互参借鉴。

【案118】
王国刚医案：突发性耳聋

患者，周某，女，45岁。

主诉： 右侧耳聋半年余。

患者平素身体健康，劳累后出现右耳失听。自觉耳中如有棉球堵塞，听声困难。在县人民医院耳鼻喉科行电测听器测验，右耳听力示：纯音听阈均值（气）33dB，纯音听阈均值（骨）32dB，差值1，左耳正常。入院前先后在几家医院住院输液（具体用药及剂量不详）和针灸（具体取穴及方法不详）治疗，效差。经人介绍到我卫生院针灸科住院治疗，给予刺血针灸。

西医诊断： 右耳感音神经性听力损失；中医诊断：暴聋。

治疗前简单测试： 用棉球塞住左耳，用机械手表贴近右耳部，患者无法听到表声。治疗1周后用同样方法测试能听到表声。2周后同样方法将表移至距右耳2cm处也可听到表声。1个月后，再次做电听力测试示右耳混合性听力损失。

患者自感右耳听力恢复如初，随访1年听力正常，并介绍了一个同村左耳耳聋2年伴耳鸣的老年女性患者到我院就诊，经辨证取穴，耳聋治愈（耳鸣时间较长未能治愈）。

【案119】
赵学钰医案：口吃案

患者，王某，女性，50岁。突发口吃（结巴）2天。患者于3天前因家庭琐事与家人争吵，暴怒后即出现言语不利症状。第二天，患者起床后又出现口吃症状。就诊时见患者神态表情急躁不安，四肢活动自如，其他未见异常。二便正常，舌质淡，苔薄白，脉弦。患者针刺2次后口吃明显改善，4次后诸症消失。后多次随访未见复发。

医案解析

【案118】

【原作针方】入院当天,在双委中、外踝附近发现了乌黑的小青筋并点刺放血,每7天点刺1次,3次后乌黑小青筋消失。针灸取穴如下:①左下三皇,右叉三、听宫;②左足三重,右灵骨、大白、听宫。每天1次,留针45分钟,两组穴交替使用。

【作者思路】委中、外踝附近刺血是董氏治疗耳部疾病的精髓。下三皇通调肝脾肾,叉三调三焦,足三重活血化瘀,灵骨、大白为补气要穴,听宫作牵引针。

冯静平:司外揣内是中医辨证的方式,患者劳累过度,以至于突发耳聋。西医行电测听器测验诊断"感音神经性听力损失",其后虽经中西医治疗,半载如故。作者发现委中、外踝附近有乌黑小青筋,刺血处理,以活血化瘀之法治之,恢复如常。此非议中西优劣,旨言中医绝非偏见者眼中之一无是处。

【案119】

【原作针方】针取上三黄、火主、火硬、失音、镇静。

【作者思路】患者暴怒之下,肝失条达,气机郁滞,引起烦躁不宁、口吃。上三黄,主一切肝经疾患;火主、火硬治疗心下满、肝病、咽喉疾病(我在临床中感觉这两穴有清心、肝火之作用);患者心烦不宁,故选用了镇静穴;失音穴主治嗓子哑、失音、喉炎,为对症取穴。

冯静平:《灵枢·忧恚无言》:"口唇者,音声之扇也。舌者,音声之机也。悬雍垂者,音声之关也。颃颡者,分气之所泄也。横骨者,神气所使,主发舌者也。"肝足厥阴之脉,上入颃颡,连目系。肝气虚则恐,实则怒。患者口吃因争吵所致,上三黄、火硬、火主,皆属肝经循行。

【案120】

姜智多医案：阿尔茨海默病并右侧肢体行动不便

患者，男，72岁，2019年7月20日诊。

主诉： 右侧肢体行动不便3天。

患阿尔茨海默病10余年，病情逐渐加重，近1个月大小便无法控制，家人原计划将其送至养老中心照护，然3天前患者突然出现右侧肢体行动不便、右肩下沉、走路不稳等症状，未服药治疗，血压、血糖未见明显异常。因患者1个月前刚刚做完体检，颅脑CT未见明显异常，故家属不愿于医院诊治，遂来诊，要求针灸治疗。察舌体淡白，苔白腻，脉沉濡。

诊断： 阿尔茨海默病并右侧肢体行动不便。

针后二诊时，家属反映患者右侧偏斜程度明显缓解。三诊时，家属反映患者看家人的眼神变得亲切，要上厕所时会抓住老伴的手，之前从来没有过如此举动。5次治疗结束后，行走正常，身体完全无偏斜，家属反馈二便也基本正常了。后随访3个月，未再出现上述症状。

【案120】

【原作针方】外三关，足三重（双侧交替针），灵骨，大白（双手交替针），神五针，共治疗5次。

【作者思路】此患者为重度阿尔茨海默病患者，治疗时极度不配合，要两个家人用力按住双上肢和下肢，但也经常会挣脱，每次拔针时经常针都弯了，很担心针会断在里面，但家属坚持治疗。治疗5次后患者被送去了养老院，没有再继续治疗。他治疗效果这么好是否跟他动来动去、强烈刺激有关？

冯静平：邱师针对阿尔茨海默病等脑部疾患均可以活血化瘀，中风后遗症针法处之。足三重首选，本案以此合神五针竟速有神效，读者可依此作为参考。

【案121】
吕金明医案：癫痫

患儿，胡某，男，8岁。患儿家长诉其行走摇摆，容易摔跤。

患儿出生半年后，家长即发现其眼神呆滞，后在上海确诊为癫痫，脑电图异常（具体不详），于是开始服用西药治疗。治疗期间未见有明显癫痫样发作。2018年10月来诊，时已7岁。体形较正常儿童明显瘦小，语言不清，压舌抵抗弱，平素畏寒，易感冒，且不易痊愈。流涎、流涕严重，消化不良，皮肤粗糙，手脚凉，手指不灵敏，手抖动，持物不稳，行走摇摆不稳，易跌倒。患者此前已在别处针灸1年余，具体用针不详。

给予针灸治疗1个月共12次后，流涎水已明显减少，流涕减少，走路也稳健许多。

针灸治疗第二个月期间有流感流行，家属自述：如若在以前患儿必定又要感冒，并且很难治愈，所以每次遇流感都很担心，没有想到这次抵抗力变强，竟未患感冒。在此期间患者手脚转热，走路更加稳健，胃口也很好，流涕止，哭叫时仍有流涎，压舌抵抗增强。

后仍以此组穴针刺，每月针12次左右。至春节，患儿父亲工作归来，再见患儿，直言情况较之前大有改善，很是开心，亦很惊奇，本不太支持其母带患儿针灸，现已无意见，且因其右肩背部酸沉疼痛，也来进行针灸治疗，5次而愈。

患儿穴组不变，症状逐步好转，到2019年春季，明显长高。大腿肌肉明显强壮（股四头肌最明显），走路不再摇摆亦不易摔跤，步伐正常，可以蛙跳；食量好、没有流涎，尤其背部皮肤已变光滑；手持物不再抖动，手部精细动作有明显改善，说话也清楚了很多；去医院查脑电图，仍有异常尖波（同之前检查结果一样）。稍微调整针方。至7月再做脑电图，尖波减少，有明显好转。所服西药已调至最低量，3个月后可停药观察。

至2019年9月，患儿各状况良好，仅余语言不太流利，手指操作稍显笨拙，余状况良好，已升入小学，间或来针灸。

【案121】

【原作针方】此次取穴：通关、通山、明黄、其黄。左右共8针，均为1寸针，直刺；头部正会1针，共9针；隔日1次或隔2日1次。

为其父针：左重子、重仙，嘱咐其重复活动右肩膀，当即感觉酸痛明显改善，后加左侧腕顺一、腕顺二穴，5次而愈。

2019年春季考虑到患儿症状已明显改善，体质大有进步，但脑电图仍未明显变化，开始加针三重；因患儿畏疼不配合，仅针单足二穴：一重、二重。其间患儿多隔两2针1次，或间隔更久，每月针灸不足10次。至7月份，同患儿商量，大腿仅针一侧，小腿左、右同取二穴（一重、二重）。

【作者思路】儿童针灸时多因畏痛而不配合，此患儿有先天癫痫，接诊后每次留针30分钟；又因针刺时患儿哭闹不配合，针刺穴位每多有不准，仅在相应区域针刺，亦无行针。即使如此也能取得如此效果，真是验证了董针之神奇。癫痫病，五脏辨证多从肝、心二脏入手。此案验证用通关、通山配合上三黄治疗癫痫确实可行。并且针通关、通山可以改善体质，能增强脾胃消化吸收功能，并使四肢肌肉力量变强，手足亦变暖，抵抗力增强。可对先天禀赋不足的体质有改善。儿童流涎，体格壮实者可用止涎穴；若体质差，走路迟，走路不稳，易摔跤，易感冒，流涎者用止涎穴效果比较差，当用通关、通山。另，足三重可能确实有改善脑细胞功能的功效。

冯静平：患儿虽被确诊癫痫，但一直服用西药，未曾出现癫痫症状表现，或许托西药之功，然生活中各种伴随症状要得到解决，仍须另寻途径，否则即便长大，亦会是平凡家庭之重负。而经过董针的治疗，患儿体质及各方面症状均能稳步改善，西药用量亦逐渐递减，疗效显著。至于脑电图的异常信号权作为参考罢了。本案以通关、通山、通天，上三黄，足三重，三组董针要穴加减交替，取得卓效。可不慨叹？上三黄在足厥阴经循行上，董公定义其为肝之总神经、心之总神经，通关、通山、通天穴组则属心之总神经，而其循行则近足阳明经；足三重归属足少阳经，诸风掉眩皆属于肝，可见此类问题仍以取肝胆之脉为要。

邱雅昌评注：癫痫一症变化万千，中医常以发作时之形态及反应取名，不若西医直接探讨脑部神经系统之异常较有根据，虽然长期服西药可以控制大部分癫痫，然仍有约20%之患者控制不易，称为"难治性癫痫"。针对此类患者，中医、针灸的辅助或有良效。

第二部分

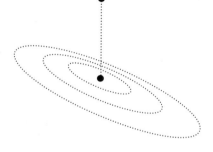

此部分内容为编者平时收集的弟子及学生们的验案以及聊天语录，没有特定文章格式，其中有部分未曾登记医者姓名。在此列为本书第二部分，以供读者参考。

1.膝痒 老母亲74岁脑出血术后，无语言肢体障碍，有时膝盖下痒甚。取心门穴，一针即效。（学生医案）

2.便秘 姨母78岁，前天早上便秘，去两次都未果，每次至少半小时，有时自己动手去抠也无济于事。取其门、其角、其正（顺经一条龙）加火串，针后立竿见影。（学生医案）

3.泌乳 一39岁女性，其子已19岁，还一直有一点泌乳，同时月经淋漓，曾于妇幼保健院治疗无果。取双侧妇科、指驷马，扎1次，后反馈泌乳症状未再出现。（学生医案）

4.枕神经痛 某患枕神经痛，非偏头痛，病史2年左右，取颞三针（率谷）、四神针、风池、灵骨、大白、三叉三、后溪，还用三重穴，当时见效，然时隔半年又犯。后微信请教邱师，老师指导取正筋、正宗、正士，扎针必须抵骨，并可多加百会一针。仅仅四针，彻底解决困扰了病患许久的疼痛。（学生医案）

> 邱师：把穴位比作方剂或药物，难道把所有可能的方剂或药物全部放进处方吗？这是常犯的毛病。做医生必须有勇气接受失败的可能性，经过不停地洗练才能精进。

【**视频演示**】正筋穴、正宗穴、正士穴、搏球穴

5.乳腺癌早期化疗 某乳腺癌早期患者术后化疗后，诉失眠、气短、全身浮肿。用全身系统针方：外三关，足三重，灵骨，大白，加百会，镇静，火主。扎1次，患者睡眠大大改善，易入睡，夜间只醒1次，下肢水肿亦明显消退。效不更方，只改变左右继续治疗。（学生钟志峰医案）

6.胳膊不能上举 女，51岁，去很多地方治疗，效果都不好，经朋友介绍来治疗。我在其健侧肾关穴上下找压痛点下针，3寸针贴骨进针，然后让患者一边咳嗽一边抬胳膊，马上见效。手不能背伸，我加针反后绝穴（患侧），针尖冲重仙穴，也是贴骨进针。活动10分钟后再针肩中、曲池、外关、重子、重仙。45分钟后拔针，患者症状减轻80%以上。（学生医案）

7.双足麻木 某患65岁，曾吃抗结核药1年，药后出现双足麻木3年。取分枝上穴、分枝下穴放血扎针，扎针3天，轮流扎手五金、手千金、下三皇、木斗、木留、火主、六完，反馈无效。后请教邱师，老师指出若果系抗结核药后遗症则诊治思路正确，可去下三皇、火主、六完，加足解穴。按老师指导取穴治疗，在扎第30次之前感觉稍微好点，扎至第39次时患者感双脚背痒痛，能正常行走。现在上一天班下来也不太难受。（学生医案）

8.脑梗死伴脑萎缩、轻微帕金森病 运用董针治疗一例脑梗死伴脑萎缩、轻微帕金森病3年患者，患者二便失禁、意识障碍，不能言语。经董针治疗2个疗程，1个疗程7天，每疗程均取总枢穴刺血及神五针，配合董针治疗脑梗死后遗症常用穴位，患者意识日渐清醒，能说一句简单的"要不要"，能自己看电视、上厕所，患者家属非常高兴。（学生医案）

9.大腹便便 治疗大腹便便，我用三其，腑肠四穴，土水，效果很显著。事实证明，神五针和腑肠四穴可以扩展治疗很多病。（学生分享）

10.左上肢筋紧牵拉 李某，男，48岁，因突发脑梗死摔倒后损伤颈椎入院1个月，右侧肢体偏瘫，病区请我会诊。患者主诉左上肢感觉有皮筋蹬住牵拉，我想到邱老师讲的肝门可以松解筋紧，便扎了右肝门，当时患者就说没有牵拉感了，隔1天又扎了1次肝门，患者反映基本没有筋紧的感觉了。（学生医案）

11.带状疱疹后神经痛、枕大神经痛

（1）一女性，因带状疱疹后神经痛入院，输液并服用止痛药数日无效，后颈部向上直到枕部疼痛难忍，难以入睡，3天未进食。患者由其丈夫扶入诊室，痛苦面容。余让患者平躺，给予一只手腕顺一、腕顺二，另一只手重子、重仙，加双手肺心，当时针下患者就说不疼了，留针50分钟，患者大呼轻松。第二日就诊，患者称一夜好眠，已进食，精神大为好转，在诊室与病友聊天说笑。仍用昨天穴组，左右手穴位交替。第三日，患者述疼痛大减，针灸后便办理出院，后续没有再来针灸，亦未随访。

（2）一位被诊断为枕大神经痛的患者，西医治疗未见疗效，我依用上案穴组，一手腕顺，一手重子、重仙，加双侧肺心，效果也很好，两三次便解决了问题。

这一年学生在临床工作中试用过很多例，只要是后颈部疼痛，向上到后枕部、向下到胸三范围内，用上面的穴组均可取得明显疗效，对颈连肩部疼痛的部分病例也有效。（怀英医案）

12.小便不尽、夜尿频
何某，女，66岁，因膝关节扭伤疼痛1个月余来我处针灸，在治疗期间，她和我说每晚小便感觉解不尽，每夜要跑好几趟厕所，已持续很长时间。我随手给她扎了大间、小间、外间、浮间，第二天看到我说昨晚就上两趟厕所，我又给她扎了2天，效果很好。没想到患者来治疗膝关节痛，倒先把这个问题解决了。（学生医案）

13.久年偏头痛、失眠
某患者的母亲左侧偏头痛40余年，每日服止痛片4次，每日清晨头痛欲裂。针刺妇科、门金，3次治疗后，患者清晨不再头痛，

每日下午两点左右服1片止痛片即可。后述失眠20余年，加针神五针、上三黄，2日后述夜晚可睡6个小时，经过15天的治疗，偏头痛、失眠基本痊愈。（学生医案）

14. 手术前后辅助治疗　此案患者为一个63岁的退休女性。在我开始治疗她之前，她刚刚做过腰背部手术，术后腿部神经疼痛，膝盖和股四头肌僵硬，精力不足，有过敏反应，走路要用拐杖。她正准备做双侧髋关节手术，在她手术前，我用肩中穴治疗了她的膝盖僵硬，又以中白、下白治疗腰背部手术后下肢神经痛，并针灸足三重，有效针对髋关节疼痛，为髋关节手术做准备。髋关节手术后2个月股四头肌僵硬，用灵骨、大白可以减轻过敏反应程度，缓解水肿等；用解穴，有效减轻术后麻醉剂等药物的毒性；还取水金、水通，两穴对肾虚者有效，尤其对慢性膝痛或腰痛者有效。患者诉针灸对减轻神经痛有很大帮助，2个半月后，患者说针灸帮助她从髋关节手术后恢复过来，现不用拐杖就能很好地行走。（学生医案）

15. 高眼压症、泪腺炎　一律在耳尖放血，外加灵骨、大白、又一扎针。效果显著，无一例复发。（学生反馈）

16. 左肋疼痛　一怀孕24周的女性因工作缘故和人吵架，导致左肋骨区域日夜疼痛3周，考虑肝气郁结，针刺中白、下白两针，留针时让患者轻微活动以动气，5分钟后胀感消除，30分钟后患者胁部已不觉疼痛，手按之也无疼痛。（学生医案）

17. 手臂麻木　某女，50岁左右，左臂与手部麻，脉象沉涩，舌质胖大有瘀青。用董针扎五虎、木斗、木留、四肢、火串、火陵、火山、手千金、手五金、三重，治疗1次后麻木减轻80%。

18. 双目红肿不能睁　女，63岁，被风吹后感觉有东西进眼，诊所检查未见异物，予滴眼液治疗，症状无改善。几天后眼睛红肿，多眼屎，目不能睁。针

单侧上白、三叉三、眼黄、肾关。1次后即感觉眼睛不适明显改善，第二天依前方取对侧再针1次，2天后随访诉已愈。（学生病案）

19.肾炎　男，35岁，肾炎，全身水肿严重，尿蛋白（+++），尿潜血（++），针同侧水金、水通、脐肠四穴，对侧下三皇。如此交替治疗7天，每天1次，每次1小时。同时服用中药海金沙25g、车前草15g、猫须草15g、鬼针草20g，每日1剂。7天后水肿几乎消退，医院检查尿蛋白、尿潜血正常。嘱其出院后继续服用中药，绝不可吃咸辛辣，饮食务必清淡，每周查1次尿常规。患者连续5次检查都正常，后因贪食酸菜鱼、麻辣火锅复发，再用原来的针法，效果不理想。（学生病案）

20.心口冷　某女，28岁，心窝处特凉，畏寒，捂不热。针妇科、还巢、四花上、火主1次，心窝慢慢热了起来，用手心贴皮肤盖上有微汗。两三个月后随访，未再不适。（学生病案）

> **邱师：** 火主、火硬看书上的主治，心主火；患者女性，妇科病加妇科、还巢；四花上近足三里，足三里深针治疗心脏病。这是他的用法，每个人用法不同，很难生搬硬套。如果是我，会用妇科、还巢、心门，心门透小肠经，小肠经属火。

21.颈椎病头晕　某女，50岁。医院诊断因颈椎压迫致头晕脑涨，夜不能寐，全身无力。针腕顺一、二角明、肾关、足三重。1小时后起针，病症改善明显，后再艾灸命门1个多小时，全身烘热微汗。患者说全身轻松舒服极了，像重新活过来一样。（学生医案）

22.手臂无力　某男，60岁。几个月前感觉右手无力，慢慢地不能自主完成上抬、夹菜、手肘弯曲等动作，但是活动不受限、无疼痛，在外力帮助下可以完成上举等动作。至各大医院检查，皆诊断为肩周炎。后请教邱师，老师指导：坚持只使用肾关加病侧大白，腕顺一牵引，若治疗3次不效，再想别的方法。按老师指导取穴治疗1次，患者即反馈手臂较前有力，因距离较远，患者未再来诊。（魏玉成医案）

23. 膝盖、小腿胀痛 膝盖、小腿胀痛，步行几百米即酸胀难忍。经4次三金放血，3次精枝放血，病减九成，仅步行较多时稍感劳累。（学生医案）

24. 手麻 取上白、鼻翼、玉火，疗效显著。（学生分享）

25. 花粉症 我每自清明节前法国梧桐开花时出现眼痒、喷嚏、鼻炎，使用抗过敏滴眼液可得到缓解。今年发病时我取分枝穴针刺，1次即愈。（学生分享）

26. 面部红肿、痒 某患，女，45岁，自述5年前突然面部红肿、痒，中药西药治疗无果，已对痊愈不抱希望。余用董针刺双侧驷马各三针，半小时后症状改善40%，嘱其回家休息，第二天再来。第二天患者诉症状全部消失，后随访，无复发。（李柏翰医案）

27. 腱鞘囊肿 邱师：腱鞘囊肿，我有3次自己发病的经验。第一次是多年前在左脚掌阳面，挤压按摩后没有再发。第二次在左手掌背面，那时候有个西医学生帮我手术治疗（门诊操作，手术时间不到15分钟），术后注意用力，慢慢好了，没再复发，但手术切口处的皮肤比较不敏感。第三次是在去年，因为骑自行车扭转太猛，以后就慢慢长在左侧腕横纹背面，很大很硬，我用鸡爪刺，再重压，再用超音波，然后每天用硬物绑压，渐渐平复。今年初因运动手部过度，又在原处突出，质地硬。本来要一个徒弟（外科主任）帮我手术，他不太同意，我自己用力猛敲硬物，硬物又被打下，然后每天绑紧一阵子，目前基本平复。但如果用力过度，又会有突出征象，那便再按压，压后就平复。了解解剖学的话，这东西实在没什么大惊小怪的，主要是以后用力要多加注意。西医、中医治疗这个病都是一样的思维。网络上有人表演用铁锤直接打平的，有人还以为是"神功"。至于有人提到的火针治疗，火针只是让针刺孔留下瘘道，可以较快地挤出里面的胶质。对火针大部分的人都有误解，以为火针的热度可以温通，其实一小段针能带来的热量非常少，火针的作用还是在针刺的刺激量大，而不是在"火"。

28.呃逆 上瘤穴点刺止呃逆于顷刻。（学生分享）

29.高血压 灵骨、大白、心常，对第二心音亢进的高血压有良效。（学生分享）

30.子宫内膜异位症 女性患者，49岁，痛经30余年，经前、经期小腹冷痛或绞痛，痛甚伴恶心呕吐，得热痛减，拒按，经量少，色紫黯，有血块，块下痛减，畏寒肢冷，舌质紫暗，有白色瘀点，脉沉弦。此病久治不好，每一次月经来潮用止痛药、止痛针，痛苦难忍，西医诊断为子宫内膜异位症，中医诊断寒凝胞宫。针左妇科，右还巢，双门金，右木妇，右火主，停针1小时，疼痛大减，起针3小时后未再疼痛。（张伟福医案）

31.脚凉 患者脚凉1年余，先针木火，再取叉二加灵骨、大白，针刺2分钟，患者诉整条腿都开始发热。（学生医案）

32.荨麻疹 某患被每天发作的荨麻疹困扰了3个多月，经过老师的指导，给予分枝上穴、分枝下穴区域点刺出血2次，第二天立见奇效，大块状风团基本上消失，手脚上还有少许散在丘疹。追访2周，患者手脚上的散在丘疹会随着天气寒热反复发作，气温高时不会出现，气温低时会散在发作，但总体较针刺前大大改善。（学生医案）

33.口腔常咬伤，焦躁好动易怒 患者33岁男性，经常咬伤口腔，焦躁好动易怒，近来加重，去省医院就诊，医生建议其去找专业心理医生，患

者拒绝，前来我处诊治。在邱老师指导下，取神五针治疗，效果很好。（学生医案）

34. 失音 我们邀请一位老师来学校讲课，课前那位老师突然无法发音。请教邱老师，经指导后扎足千金、足五金、失音，均双侧取穴。针刺十几分钟后患者可以发音，胸闷亦缓解。（学生冰雪医案）

35. 流涎 某成人患者，夜间流涎多年，取穴双侧水金透水通，双侧阴陵泉，治疗2次，疗效明显。（学生小民医案）

36. 不能握拳 扎腕顺一、腕顺二，治疗腕关节周围骨折固定后握拳不能或握拳不紧，有立竿见影之效。（学生分享）

37. 月经不调且乳痛难忍 一少妇，长年靠服黄体酮维持月经，且每值经前乳房胀痛难忍，持续半月有余。1个月前嘱其停药，行针灸治疗，并配中药内服。本月伊始，乳痛再现，无奈余出差深圳，未能为其治疗，嘱其中药勿停。昨日少妇再来，乳痛不堪，查其舌边尖瘀点，腘窝青筋显现，遂于双委中刺出黑血。今晨少妇来诉，昨晚月事已至，乳痛消失。（段争鸣医案）

38. 脑梗死左侧偏瘫后尿频 赵某，女，66岁，神经内科住院患者，脑梗死，左侧偏瘫，病程2周。开始留置导尿管，拔除导尿管后小便频数，白天每小时1次，夜间一二十分钟1次，以致无法入睡，家属也不得休息。余在常规中风针灸（百会、地仓、灵骨、大白、木火、风市、双肾关、足三重）基础上加刺右手大间、小间、外间、浮间。第二天患者诉白天小便间隔时间延长至2小时1次，晚上频数依旧。考虑老人肾气不固，继续扎中风基础针方、大小外浮间，并加通肾、通胃。扎2次后逢周末双休，周一时诉小便白天2～3小时1次，夜间最长可3个多小时1次。（钟润琪医案）

39. 全身性臃肿 患者女，43岁，全身性臃肿，自诉头部不适，双下肢轻度水肿，舌胖大。根据邱老师上课提及针风湿之经验，针患者右侧之灵骨、火山、火陵、火串、肩中，并叮嘱患者做下蹲动作，15分钟后出微汗，30分钟后头痛症状消失。第二天患者言晚上睡觉很舒服，水肿消退一半，再针左手灵骨、肺心、火膝、火山，叮嘱动气，不久胃脘以上水肿消退。叮嘱患者多运动，必要时内服五苓散。（学生孔彩霞分享）

40. 蜈蚣咬伤 患者，男，35岁，蜈蚣咬伤2天来诊。右侧肩胛骨下咬伤处见火柴头大小的瘀血点，刺痛，同侧前胸部闷痛，稍有乏力。扎双侧分枝上穴、分枝下穴，咬伤处局部点刺，用罐拔出瘀血。留针45分钟后，患者自述咬伤处、前胸闷痛明显减轻，效果很好。（学生医案）

41. 眉棱骨痛 眉棱骨痛一针二角明，1次就好，半月未复发。（学生医案）

42. 出血不止 委中放血200多毫升，血止不住，包扎4小时后一打开又出血。紧急求教师父，经邱师指导，加压包扎，针火包、足临泣40分钟，血止。血止住后患者说她以前抽血时也有过出血不止的情况，但止血之前患者坚称身体一切都好，没有问题，诸位可引以为戒。（魏振海医案）

> **邱师**：刺血前要询问病患的身体状况，有没有凝血障碍等，如果有血小板减少，甚至血友病，那问题大了。一定要注意！

43. 耳聋 最近治疗一妇科患者，因其有输卵管炎，针妇科、还巢穴2周，没想到其耳聋的症状也有明显缓解。患者现在30岁，据她母亲说在她几个月的时候，患者鼻中左侧有一个红色的突出物，面积不大，增长迅速，类似血管瘤，当时去人民医院切除该增生物，此后发现孩子对声音没有反应，去医院诊治，医生说没有希望，到现在一直是聋哑人。现因输卵管炎，输卵管不通，我用妇科穴、还巢穴交替针灸，针了14天，妇科病治愈，没想到她的耳朵也能听到声音了。针

灸期间，一直只用这2个穴位，也未曾服药，她发出来的声音也略有改善。（张伟福医案）

44.尿急、频，尿血，头疼发热 有一女患者，突然发生尿急、尿频、尿不尽，伴有轻微尿血，头疼发热，体温37.5℃。我怀疑尿路结石，按尿道炎、膀胱炎，给予右浮间、外间，双侧马金水、马快水、六快穴、七快穴，1次显效，3次治愈。（学生医案）

45.中风后流涎不止 一老者，男，81岁，中风十余年，流涎不止，讲话时尤甚，下肢乏力。针止涎穴、灵骨、大白、下三皇。1次大效，2次涎止。（学生医案）

46.失眠 患者，女，64岁，偏胖，失眠、高血压5年多。近2年白天基本不睡，每晚最多睡4个小时，多方诊治未见显效，经人介绍来诊。配神五针、上三黄、三阴交单侧，留针45分钟；艾灸双足跟涌泉穴20分钟。二诊来说效果非常好，白天能睡2~3个小时，晚上从11点睡至早上7点，患者说几年以来没有这样安睡过。（学生医案）

47.脑震荡伴颈髓损伤后下肢抽动 请邱师指导一病治疗：男性，75岁，头颈外伤3小时伴短暂昏迷、四肢无力入住脑外科，诊断脑震荡、颈部外伤伴颈髓损伤。半月后转入我科，现住院1个月余，上肢运动功能改善，下肢也能抬离床面，现存在双下肢交替抽动，抽动时意识清楚。取上三黄、百会、镇静及怪三针、肾关两组方案，效均不显。邱师指导用穴，取百会、正筋、正宗、正士、正脊三穴、上瘤、足三重，均双侧，但不必所有穴位全用。经邱师指导取一组针后，患者抽动即止。感谢恩师！（张晓武医案）

48.中药过敏 女性，48岁，因为腰疼服用中药（具体配方不详），后发全身奇痒伴皮疹3小时，扎上双侧分枝上穴、分枝下穴后奇痒立减，20分钟后痒感几无，皮疹仅剩后背手掌大小，45分钟后离院。后期随访，皮疹完全消失，无痒感。（学生医案）

49.穴位针感分享 个人记录了一下常用穴位的针感：

重子、重仙：嗓子干痛，进针后感觉像有个吸尘器一样，把嗓子上的火瞬间吸走了，干痛感消失。

土水穴：①进针后，胃有强烈的收缩感；②腹部感觉咕噜咕噜作响。胀气消失。

上三黄：①进针后，感觉有两股能量，一个往上直到上眼皮，一个传到足部，使大趾、二趾跳动；②针1次，开始大量矢气，针2次，排便增加；③针1次，感觉自己的筋松了；④进针后，有喜悦感。

下三皇、肾关：①进针20分钟后，腰部发热，变烫，出汗；②进针后，感觉牙齿酸酸的。

灵骨、大白：进针后，腹部气开始活跃，会咕噜咕噜响，胸部到腹部感觉特别舒畅。

木炎穴：进针10分钟后，原先较凉的手开始发热，热到有点烫。

四花中穴：进针时，上脘附近猛地跳了一下。（学生分享）

50.一门深入才能精益求精 学生反馈：在没有跟邱老师学习以前，看过他们用董针治疗，每次都扎几十针，跟邱老师学习以后，感觉根本不应如此。每次针灸前，应必看患者的面色和手部反应点，再根据患者的症状和身体皮肤反应点进行判断，和患者充分交流后再配穴进针。

邱师：比如前天，一学生小腹绞痛，针左肠门，右土水（仅取中间，也就是鱼际穴），10分钟痛止；昨天上午，一学生腹泻胃痛，取左土水三穴，下午泻止。前一例用两针，后一例用三针，效如桴鼓。何必贪求多穴而至临证不知如何择穴？例如土胃穴，董公没有提到，赖师伯没有提到，何必非要学了一大堆，穴位多到点在身上没有办法详细分？中医讲究辨证论治，针灸讲究五脏辨证。董公书上屡屡有肝功能不好的疾病用此穴等等的说法，岂有一病而肝心脾肺肾的用穴全用上之理？不是插秧扎法，就是乱枪打鸟扎法，扎一大堆针，效果不彰，患者受苦，医者诚愚蠢至极。袁国本师伯被访问时曾谓"董师生平用针，甚少超过四针者"，我一再告诉大家，能一针好，不要两针，能两针好，不要三针，为何大家冥顽不灵？我用的董公原著穴位约3/4，林正泰的师公，也就是我的师伯胡文智，妄自增加双倍以上，没有一个同门师兄弟承认。所以，我希望大家一门深入，精益求精，贪多而去乱看"写手"写的用法，必定失败。

51. 调理脊柱　患者，女，腰疼背疼，原本脊柱畸形，扎了几次后背居然变得平了些，后来我翻了翻书才知道上三黄可以调理脊柱。（学生分享）

52. 中风后遗症　患者王某，男，48岁，有高血压史，突发脑出血，家人急呼120送至市人民医院救治，患者脱离危险后，转到某院康复科调理1个星期后出院回家。后到卫生室请我出诊治疗脑出血后偏瘫（即中风后遗症）。2018年5月6日开始扎针治疗，用穴取灵骨、大白、肾关、足三重、下三皇、内通天、

内通山、内通关、中九里、木火穴，其中木火使用10天就停用了。针1个月后，患者行动自如。（杨天学医案）

53.带状疱疹皮肤瘙痒 用分枝上穴、分枝下穴治带状疱疹皮肤瘙痒个案有效。又2个月前帮一位孕4个月的女士用分枝上穴治疗尾骶及髋关节痛，针后疼痛立解。翌日来诉，其下阴瘙痒症状亦大减，甚为神奇。（学生医案）

54.下肢发凉 患者，女，45岁，自述膝盖及以下小腿冰凉。扎肩中、心门、木火，火硬做牵引针。翌日患者诉昨晚小腿明显有热感，大呼神奇，10年多的病症一日见效。（学生医案）

55.蚂蚁咬伤 患者被蚂蚁咬伤18小时，局部痛痒难耐，有2个小脓点，约2mm大小，质软，用分枝上、下针刺后，患者感痛痒明显减轻，留针45分钟后，痛痒减七成，更用分枝上、下点刺出血，并将被咬处脓挤出。第二天来诊，检查已达临床治愈。（学生医案）

56.银屑病 用足驷马、血海、下三皇，背部分枝、肺俞、心俞、肝俞放血，以埋线的方式治疗银屑病（全身皮损严重），3次好了80%。1个月1次，第一次皮肤脱皮变红，第二次全身皮肤变软，有少量蜕皮，第三次大部分皮肤开始变色，有部分皮肤变为正常肤色。（呙芳医案）

57.突发全身奇痒无比 女，58岁，突然全身奇痒无比，以四肢为重，瘙痒呈阵发性，痒处发红隆起如蚊虫叮咬，晚上无法安睡。针驷马穴、曲池、血海，但仍有反复，无明显变化。后经邱老师指导，扎驷马加分枝放血1次，第二天痒感减轻70%，发作次数减少一半，夜晚已能安睡。（学生医案）

58.地宗穴（起死回阳） 现将针刺董针地宗穴（起死回阳）一病例报告如下：2018年大年初九上午11时，在海南三亚南山海上观音108米平台上，有一名约70岁、体形偏胖的阿姨在登上平台瞬间晕倒（后家属告知患者有高血压、心脏病等心脑血管疾病），呼之不应，家属进行心肺复苏，无果。10分钟后当地医生赶到注射肾上腺素，继续心肺复苏（未用其他药物），5分钟后测量血压、心搏皆无，无自主呼吸（倒气状态），无意识。又5分钟后，我得知该信息，急往平台，诊察后急用20ml注射器针头深刺患者右侧董针地宗穴，强行针3~5分钟，患者血压迅速升至130~160mmHg/90~110mmHg，测心率72~110次/min，有自主呼吸，压迫患者眉尖神经，有轻微抗拒意识，监控10分钟，未再出现其他异常，8分钟后120急救医务工作人员赶到送至医院。（学生杜杨玲医案）

【视频演示】人宗穴、地宗穴、天宗穴

59. 委中上下韧带拉伤　女，40岁，自述因右脚踩空，委中上下韧带拉伤，无法伸屈，跪姿时膝后疼痛，自用止痛类喷剂，微效。针左灵骨、尺泽，针入即可伸屈，留针10分钟后，跪姿膝后仍疼痛，即在其手足顺对之对应点针刺，针入痛消。继续留针10分钟。此案手足顺对，动气针法显大效。（学生医案）

60. 耳后神经痛　10天前，我耳后神经痛，舌苔黄，以为肝胆湿热，服龙胆泻肝丸，并针中九里和七里穴，然后续2天疼痛越来越重，难以入睡，于是在右耳和右腿有青筋地方点刺放血，痛减。结果凌晨五点多又被痛醒，服用复方对乙酰氨基酚片和头孢类药物暂时止痛。查找笔记，寻到师父说过的头痛特效针——侧三里+侧下三里+肾关，当天刺后疼痛减轻八成，后连扎4天，痛止。（学生分享）

61. 伤处麻木　患者，女，57岁，被狗咬伤50年有余，伤处无知觉，转动脚部以及按压咬伤部位，有剧烈的触电感传至脚部，第一次分枝上穴、分枝下穴散刺放血后10分钟左右，患者诉伤处有水流通过感，第二次散刺后用罐吸血，患者告知伤处几无异常。（学生医案）

> **邱师：** 散刺分枝上、下后患者的脚部患侧有水流通过感，这很稀罕，值得研究。

62.不完全性肠梗阻 一80多岁老太太，因饮食过多不易消化至呕吐及腹痛难忍，既往有过类似发病史，住院西医诊断为"不完全性肠梗阻"。时值元宵节晚，患者家属焦急求治于我，余取脐肠四穴加腹部热敷，十几分钟后患者痛减，大便一次，稍后入睡。（学生医案）

63.突发失语 一女性患者，和其丈夫吵架后晕倒，突发失语7天。经各项检查未见明显异常，诊断为癔症。我科主任取常规针灸穴位治疗3天无效，后来在我建议之下扎失音穴，针后第二天患者便能说两三个字，第三天说话吐字及语速基本恢复正常。（学生医案）

64.咳嗽暴哑 患者女性，53岁，咳嗽、咳痰3个多月，突然声哑7天。经输液及口服西药、中药治疗无明显效果，昨日来诊。予总枢刺血，针失音穴、火主、火硬治疗，针完即可说话。随访告知咳嗽、咳痰亦好转大半，说话清楚。再针1次巩固，未见复发。（王国刚医案）

65.淋巴结肿大伴有牙疼 有一淋巴结肿大伴有牙疼的患者来诊，针对侧外三关，患侧灵骨牵引，第二日肿消，牙痛止，仅留一小疙瘩，且患者2个月未至之月经亦于昨晚来潮。外三关活血化瘀作用甚是强大。（学生医案）

66.网球肘 网球肘可简单分为严重受伤型和一般肘痛型。一般肘痛，只要不是长期用手做重活的，哪怕现在手什么都拿不了，稍离痛点处一针皮下，疼痛立时缓解！严重受伤型，长期用手，肘关节损伤范围大的，董针对侧取穴效果更好，用侧三里、侧下三里，加患侧灵骨，针入得缓。（学生分享）

67.手指溃烂 董针制污穴治疗皮肤溃烂有特效。我曾治疗一例手指溃烂

多年、多方诊治无效的患者，于制污穴施针1次，第二日患者即带了几个朋友来要求针治，言董针神效。（邵震纲医案）

68.流涎半年 9岁小男孩流涎水半年，大笑和睡觉时严重，衣服、被子经常被涎水浸湿，不胜烦恼。昨日针止涎穴1次，其母今日特来欣喜相告，患儿自针后未再流涎。（学生医案）

69.面肌痉挛 余面部近日总不时跳动，邱师指导：面肌痉挛，针侧三里、侧下三里，深刺久留针。按此针方针灸3次，经2天观察，痉挛未再发。（学生医案）

70.新制污穴介绍 余近期收治一脊髓胶质瘤术后患儿，因其肿瘤部位太靠近生命中枢，手术仅能部分切除肿瘤，术后患者行走不稳，一侧上肢无力，经治疗功能基本恢复，然患儿手术切口一直不曾愈合，持续流脓，用抗生素治疗，时好时坏，一停药便复发流脓，因手术伤口感染再次手术花去7万元。余曾对创伤久不收口用制污穴治疗，效果很好，故开始取制污穴针刺，患儿流脓减少许多，但手术切口仍不愈合。余澄神静虑，用心揣摩，认为制污穴近肺经，对于皮肤内污浊之物有很好的排泄作用，手术伤口深，不仅与皮肤相关，而且与肌肉、神经相关，皮肤之污物可以从肺经排出，那么肌肉与神经污物则可以从肝脾排，落实到穴位是哪里呢？必定是与制污穴相仿的位置。余在患儿大趾趾背与制污穴相同的位置，找暗影用5.5号注射针头点刺，污血奔流如泉涌，一次而效！（李跃光医案）

71.磨牙 用足三重，到目前为止都是一次见效。有两个小朋友只扎1次便不肯再扎，都无复发；成人扎3次，跟踪无复发。疗效确实。（何东炼医案）

72.过敏性鼻炎 鼻翼、上三黄、驷马、下三皇、三重与外三关轮流针刺，每次留针40分钟，然后做1次背部艾灸。疗效显著，跟踪无复发。（何东炼医案）

73.重感冒全身疼痛 双侧取穴上三黄、中九里，能治重感冒全身疼痛，

我依此针刺两位患者，均在针刺半小时左右疼痛全消。（学生医案）

74. 手臂正中神经和尺神经损伤 近日接诊一病患，左肩关节不能后举、上抬，伴有上臂和下臂肌肉跳痛，抬手和静止状态下都痛。医院检查提示：正中神经和尺神经损伤，肩关节未见骨质增生。取右侧重子、重仙、肩中、外三关和肾关穴治疗3日后，静止状态下未见疼痛，活动度稍有进步，抬手时火腑海穴到人宗穴一片疼痛。邱师指导：肩中、外三关不扎，肾关按邱师教的治肩扎法，用3寸针向阳陵泉方向透刺，右侧腕顺一、大白做牵引。3次后，患者情况良好，麻痛已经几乎不发作，肩关节活动障碍恢复九成以上。（学生医案）

75. 腹胀 腹胀，给自己扎水金、水通、灵骨、大白，效果很好，气消，腹瘦一圈。（学生分享）

76. 肌肉萎缩 往载家公患重症新冠，进ICU抢救，切管等各种治疗共28天，于2月6日转到普通病房康复科，肌肉严重萎缩，双腿瘦如常人的胳膊。在康复科治疗1周后仍不能下床，不能自主进食。我在广州梁德盛师兄指导下，今年2月13日开始，针灵骨、大白、足三重、下三皇，留针45分钟，出针后老爷子即可缓缓下床活动。这给了我很大的信心，遂连针7天。中途因其眼睛泪流不止，加针木穴3天。7天后休息1天，换灵骨、大白、足三重、四花上、四花中、肾关、人皇。7天后又休息1天，扎重子、重仙、驷马、四花上、四花中（寸半）、肾关、人皇。后又扎4天，灵骨、大白、上三黄、火主、火硬、肾关、人皇，至3月12日止。其间因口渴异常加针3日通肾穴。在针灸治疗的28日内，家公的健康状况可以说是日新月异，在身体状况大好后出院。（杨念洁医案）

77. 中风后遗症 在邱老师的教导下，我自己的体会是一般情况下用：①灵骨、大白、足三重、肾关、中九里、肩中；②重子、重仙、外三关、神五针。两组交替使用，看情况加用木火穴。自去年以来依此法治疗20多位患者，效果肯定。（尉忠朝医案）

78.下三皇临床心得 下三皇穴组透肝、脾、肾三经，具有健脾补肾、滋阴助阳、化痰祛饮之功效。在治疗中，经辨证患者身体情况符合"阳虚体寒、津血亏损、水饮泛滥"三点之一的，针刺下三皇往往都能取得较好的疗效。（王亚分享）

79.痹证 范某，男，51岁，2019年4月9日诊。患颈椎病4年。4年前一次游泳时听到"咯噔"一声，加入水后不慎着凉，出现颈椎疼痛，迁延至今。曾在上海某中医院做过10次针灸治疗，当时症状缓解，但病痛没有完全解除，因颈椎疼痛日益加重来诊。患者表情沉重，常用手揉捏颈部，呈痛苦状，侧转头时功能受限，转不到底，颈部压痛点明显。脉浮滑、濡。舌苔白厚，中有裂纹，湿寒并现。西医诊断：颈4/5关节错位；中医诊断：痹证（风寒湿痹）。治以强肾固本，疏通经络。针方：双正筋，双正宗，单侧腕顺一、腕顺二，单侧灵骨、大白。共施针3次，运用董门的动气针法，嘱患者转动颈部引领针气刺激经络直达病灶，留针45分钟。一刻钟后，再用1.5寸毫针散刺松解天柱穴与风池穴，处理项平面上的硬块条索。在利用毫针散刺颈部重要穴位时，患者自觉有一股冰水从头顶喷出。这个散刺承上启下，起到了上下贯通、驱寒祛湿的功效。次日来时，诉疼痛上移到头顶囟门处（在项平线散刺牵引，风痹攻出之后），随后巩固1次，疼痛全消。后期回访，诉仅在偶有受寒时会有不适。（李连美医案）

80.下肢发凉 患者刘某，两脚冰凉20余年，取双侧木火穴，留针10分钟，取针之后即感双脚开始发热。（李连美医案）

81.咽喉不适 2016年9月，李姓51岁先生，因寒湿重、苔厚腻、咽喉不适来诊，用阴陵泉、足三里、大陵组穴祛湿，后加董针指驷马和足千金治疗喉咙。连针3日后，患者舌苔已恢复薄红苔，咽喉不适亦有好转。（李连美医案）

82.中风后遗症 患者蔡某，男，72岁。2019年3月17日初诊。主诉：中风后遗症1年余。既往史：脑震荡。现腿脚抬起无力，生活不能自理，脑震荡半年后中风，伴顽固性起则头眩，饮食、二便尚可。双手脉弦而有力，舌苔厚腻，舌质暗滞，舌中下有纵向裂纹。诊断：中风后遗症。治则：平肝潜阳，活血化瘀。取穴组一活血化瘀调畅气机：足三重、外三关、木火、镇静、合谷、太冲、百会、风池，木火留针半小时。诉治疗1次后，腿脚明显抬起有力，其间配合耳尖、大椎、十宣点刺放血1次。治疗3次后，患者竟能小跑100米，众人皆拍手称喜。复诊脉象已平和，善后调理。用穴组二调脾肾补元气：加灵骨、大白、肾关、中九里；配合穴组三治疗眩晕：艾灸神庭穴（《针灸大成》），20次后症状消失。用上述穴组治疗10次后，患者生活自理，每天早晚跑步，能一个人买菜做饭，就是眩晕症比较顽固，后期又巩固治疗20次，眩晕症消失。2019年10月1日随访，病情稳定，一切皆好。按：此案例突破木火穴留针一般不超过10分钟的限制，后期临床五六例皆大为显效而无不适。师父邱雅昌博士曾说：可能现代针灸器具较为细，刺激量小，故而可以增加留针时间。本人曾与诸同门分享木火穴留针半小时增加肌力的6个案例，均大为显效，留意观察，患者并未出现体力虚脱之感。后同门师兄林国庆与我沟通，其临床接诊数例中风后遗症偏瘫患者，开始针灸疗效不明显，后根据我的经验把木火穴留针时间增至半小时，数例患者体力明显增加，病情好转。不过，对于初学者来说，木火穴留针时间还得根据临床进行辨证，逐步增加取穴时间，稳妥前进为宜。（邱牛高医案）

83.王庆文医案分享

（1）阴囊水肿

患者股骨干骨折内固定术后，切口瘢痕愈合，有糖尿病史，因下肢淋巴阻塞、阴囊水肿（大如小号足球）入院。只见导尿管，不见阴茎，日夜痛苦号哭，对应取穴正会，2日肿消痛减。下肢水肿瘙痒，须两人各执一腿抓痒，抓挠间带出尿管，针通胃、通肾、通背双足6针，当天痒止，嘱其观察，自行排尿则不须下管，次日查房已自行排尿。同病房一陪床小伙，甚是惊异，问他奶奶的病能否一针，又不好意思诉说病情，一陪床大妈代诉"阴道瘙痒住院15天，治疗无效"，查其面赤、舌尖红，针手解，次晨两位患者各自出院。

> 邱师：庆文超出我了，恭喜！就当如庆文这样理解董
> 针，尤其是行文幽默有趣。希望大家多集结确实的病案，
> 有地点、人物、过程，有诊断说明，有治疗方针、思维
> 方式，最后有结果。这样的医案价值较大，对同道的帮
> 助也大，今后要大力提倡。

（2）危急重症寻经方，董针辨治更周详

曾某，女，64岁，本镇人。5年前患结肠癌，在京行手术、化疗。今春因肾积水入院，复查提示癌肿多器官转移。给予右侧输尿管金属支架，后剧烈频繁呕吐，渐至水米不进。回当地住院，唯以点滴输液度命。近日昼夜无眠，午夜见桌椅等物幻化人形，自觉来日无多，见家中老妈兄弟以示决绝。亲友荐，家人邀，余来诊视之，已是支离枯槁之人。

体格检查： 剑突下至耻骨上切口，两侧引流口瘢痕愈合。全腹弦急，腹硬如革，不惧按，自述右下腹寒气攻冲心胸，呕吐不可忍，但求一下。舌淡水滑，脉沉弦。想《金匮要略》寒疝之辨"腹中寒气，雷鸣切痛，胸胁逆满，呕吐"，此为寒邪攻冲之呕吐。

治疗经过： 给脐肠四穴，20分钟有肠鸣，40分钟去针，患者示意家人如厕，解下黑便。全家欢欣，盖患者不大便已近一月矣。渴欲饮水，先漱即吐，后能下咽。处方大建中汤，川椒15g，红参10g，干姜10g，生姜30g，红糖一握，3剂，代茶饮。次日午夜呕清水数口，复能安睡。饥饿感，准半流食。第三日亲来院，解少量便，色如常，针同前。问药辛辣否？答甘怡适口。下腹已无寒气攻冲心胸，唯午夜呕吐清水。改方吴茱萸汤，吴茱萸20g，红参10g，生姜30g，红糖一握，

嘱其不必来院，家中候诊，改每日针肾关、通山、通关。午夜呕吐仍不可止，疑是支架刺激胃肠反应，其夫联系主治专家，那边竟惊奇："人还在？"其时支架留置两月，已超过时限，视身体状况可成行否？动身取支架，这一去，没能回。其弟昨来看诊，问及，其弟扼腕叹息良久，言如不进京，或可多些时日。可叹可叹。

治疗心得： 全腹弦急，腹硬如革，下腹中寒气上攻心胸，知为寒疝，不惧按，呕吐不能食，为虚，脉沉弦，里虚寒凝。腑肠四穴有效，可见董针效力强大。和师父提起本案，师父笑曰："既知寒疝，何不径取大小间、外间、浮间，加肾关、天皇止呕？"一语惊醒梦中人！可惜斯人已逝，不可重来。心中惕惕，引为憾事！

（3）郁久化火灼心肾，滋阴降火莫迟疑

宋某，女，77岁。脘腹痞闷来诊。焦虑面容，捧腹徐行，烦满难当，手足无措。腹部无明显压痛。血压130/85mmHg，心率92次/min。牙痛、口舌灼痛，失眠，便秘，五心烦热，乏力，双脚无根如踩棉花，口干苦，不渴。上级医院诊断为"躁狂抑郁性精神病"，多地诊治，予抗抑郁药物治疗，经年不愈。

7月29日初诊： 舌红无苔，舌体干有裂纹，脉浮中空，芤象。诊断：郁证，心肾阴虚，虚火炎上。急则治标，针腑肠四穴加心门。针后脘腹舒适。

7月30日： 主诉牙胀痛，口舌灼痛（查口舌舌体无溃疡），烦热口苦失眠，针左外间、浮间，右木炎。留针期间小睡。

7月31日： 夜安眠，未服用安眠药，心悸乏力，微喘，烦热口干。左大间、小间，右心常，双水相、水仙、水晶。病情向愈，已是坦途，针3天，至8月2日，大便通，质软，夜能安睡，不须服药，五心烦热大减。

治疗心得： 症状纷繁复杂，似无从下手，那么，急则治标，先解决脘腹痞满，再图阴虚火旺之本。总要观其脉证，知犯何逆，随证治之。郁证，初起多以肝郁为主，进而及脾，日久伤及心肾，心的气血不足，心阴亏虚，心火亢盛，口舌灼痛，牙痛，心神损伤，心神失养，神无所依则虚烦失眠。肾阴亏耗则五心烦热，口干。心肾分属水火，肾阴越亏，心火越亢，滋肾阴才能降心火，所以双足取水相、水仙、水晶。

（4）醒脑窍用上瘤

2005年春节前，我院一会计的母亲因脑梗死住市医院，病情急进，经几位专家会诊，言已属不治，转回我院。症见深昏迷，目合口张，手撒肢厥，已属脱证，施以百会、耳环、劳宫点刺，上瘤深刺不留针。20分钟后，神志渐清，虽口不能言、身不能动，却认得家人。次晨，有饥饿感，鼻饲管进全流食。

又一张姓友人，邀我出诊。其岳母八十高龄，脑梗死5年，5日前饮食不进，目不视物，昏睡至昏迷。至其家，患者蜷卧，大肉脱尽，呼吸时有时无，枯槁至极，已是不治。其子强求："明日适值儿子婚礼，亲友毕至，一厢婚礼，一厢葬礼，如之奈何？万望援手，虽死无怨。"家属力保，一时技痒，取百会、耳环、劳宫、上瘤，刺毕，神清、呼饿，挣扎坐起，本想针通关、通山、通天强心续命，奈何大肉脱尽，肾关还能勉强立住针，取双侧。患者5天后驾鹤西游，幸不辱使命。

诊治心得：扁鹊过虢国治太子尸厥案，取三阳五会（百会）、耳环、劳宫回阳，上瘤醒脑，共奏醒脑开窍之功。师父提到正宗、正筋、正示、上瘤一线都有醒脑窍之功，当属太阳经，这一线交足太阴肾经更为合理。师父的猜想应该正确。

（5）急性细菌性结膜炎

推荐一个急性细菌性结膜炎（红眼病）处方，对侧上白，同侧肝俞刺血。一次，可不用药。师父讲过此方，我实践过，确实好用。

84.蔡鸿禧医案分享

（1）皮肤红斑、瘙痒，轻度糜烂

王某，女，66岁，退休教师。2013年12月间，在家做园艺，隔天，不明原因双手与颈项皮肤出现红斑、瘙痒。数天后见皮肤专科医生，医生嘱她用维生素E乳膏与止痒膏涂抹患处，治疗2个月余症状未改善，改用针刺治疗。2014年3月1日首见患者，其颈项、双手、从肘至掌背，有境界不分明的红斑，瘙痒，有渗液，轻度糜烂（抓痒造成的）。取双驷马穴，留针30分钟，取针后续取双耳尖点刺。3月2日复诊，皮肤瘙痒显著减轻，渗液消失，续取双驷马，未再耳尖点刺。3月5日复诊，皮肤不痒、无渗液，继续取驷马穴与耳尖点刺。后在3月7日与3月19日续针2次，以巩固病情。

（2）久年湿疹

张某，男，51岁，建筑师。从5岁开始患湿疹，经过46年的西医治疗，只内服、涂抹类固醇类的药物控制瘙痒，而不能消除皮损，改用针刺治疗。2014年3月19日视诊，可见身体躯干、四肢有大小不等的丘疹、小水疱，基底潮红，部分融成片，多对称性分布。治疗期间，除必要时涂类固醇类止痒膏与润肤膏之外，没有其他药物辅助治疗。每周针治2次，每周耳尖点刺1次，总共针刺41次。前3次针刺取双驷马穴；第4～28次，取双驷马、血海、曲池；第29～41次（每周1次），取双驷马、血海、曲池、分枝上穴、分枝下穴。针治在2014年10月24日结束。观察：针刺第2次后隔天全身奇痒，历时10天，后症状慢慢好转。针刺15次后改善比较显著，如小水疱显著减少，对称性消失，没有新发丘疹，痒点在旧瘢痕，病发频率减少，等等。2年后随访，原有症状改善九成。现当工作压力大时症状会复发，每个月复发一两次，每次涂上轻量剂的类固醇止痒膏，一两天内症状即缓解。现在症状出现时，身体躯干与双手臂少有痒点，多出现在双下肢，涉及的面积也比以前小，痒的强度也明显比以前轻，有些丘疹有小水疱，不具对称性。临床观察到痒点都出现在旧痒点的瘢痕处。

（3）月经不调、失眠

孔某，女，47岁，家庭主妇，2016年9月13日首诊。月经不调，日间常感到疲倦乏力，胆囊息肉，脂肪肝，子宫肌瘤（约乒乓球大小），缺铁性贫血，腰膝痛，失眠。面部与手掌肤色㿠白，脉沉细缓，舌青紫，苔薄白。与患者讨论后，决定先治疗月经不调与失眠。患者月经不规律，1个半月至2个月来潮1次，经前3天与经后3天有棕色液体渗出，经期12天左右，治疗多年症状没有改善，改用针灸治疗。取左妇科、右还巢（两穴不同时针刺同一侧，左、右轮流交替使用），失眠则取双后溪、大陵、降糖穴。每周针1～2次。针5次后，10月7日月经来潮，6天后停止。接下来4个周期，都是28～30天来潮，经期5～6天。从第7次针刺开始，除妇科与还巢穴外，增加双足三重、太冲。因睡眠质量好，针6次后即停止针刺治疗失眠的穴位。其他症状继续治疗。现患者日间不再感到疲倦，面色与手掌面不再㿠白如前，略显红润。

85.李春芬医案分享

（1）急性阑尾炎

患者，男，37岁。3月8日，患者打电话求助，自述右下腹疼痛一天一夜，痛剧难忍。因怀疑是阑尾炎或盲肠炎，请他到诊所详细诊断。患者来时诉已经2天未排便，右下腹剧痛拒按。腹部触诊，触摸到右下腹部有一鸽子蛋大小的硬包，拒按，痛剧；按压阑尾点，痛剧。诊断为阑尾炎。

一诊：灵骨、大白（相当于十四经的合谷和三间透劳宫）、叉三，阑尾点（董针的侧三里、侧下三里），金门穴倒马针（相当于十四经的内庭、陷谷），腑肠四穴（左侧肠门、肝门，双侧腑肠穴、四花下穴）。阑尾点和腑肠四穴能大幅缓解疼痛。针刺后疼痛很快缓解，针灸1小时，疼痛大大减轻。并处方：生大黄25g、牡丹皮15g、桃仁15g、冬瓜子30g、芒硝15g，嘱患者回家服用。

3月9日上午患者行B超检查，提示右下腹阑尾部有一4.1cm×1.0cm的炎性可能区域，诊断为急性阑尾炎。医生说，必须在48小时内做手术，否则有生命危险。由于患者心脏肥大、心衰，手术风险较大，所以没有听从医生做手术的建议，采用中医方法治疗。

因疼痛已大大减轻，二诊调整针灸处方：灵骨、大白，叉三，阑尾点，金门穴倒马针；因患者心脏有些问题，加心常穴和中间穴。心常穴和中间穴能够加强心脏的力量，增强推动大便和炎性物质排出的动力！

服3剂中药加3天的针灸治疗后，患者右下腹已基本不痛，触诊右下腹硬包变软、变小。补充一下：3月8日治疗后，晚上大便1次，呈水状；3月9日，大便正常排出；3月11日，3剂药用毕，由于患者有胃气上逆、胃胀的症状，调整中药方剂如下：生大黄15g，牡丹皮15g，桃仁15g，冬瓜子30g，延胡索9g，香附15g，厚朴15g，芒硝10g。3月13日，治疗第五天，患者疼痛消失，触诊右下腹硬块变得很小很软，大概像韭菜叶宽度的软性组织，不仔细摸则难以察觉。为巩固疗效，防止复发，嘱患者继续服用几天中药。至此，患者经过5天的中药和针灸治疗完全康复。不得不感叹中医的神奇！

（2）虚不固表，大汗淋漓

患者，女，64岁。大汗淋漓，衣服常常湿透，一天要更换数套，夜晚睡觉亦是如此，严重影响睡眠和身体健康。诊断：肺气虚不固表。治以强肺气、固表为主。

取穴：一只手取灵骨、大白，一只手取合谷（浅刺）、叉三，双侧足驷马穴（浅刺），太冲透涌泉。

第二天反馈，说身上已不怎么出汗，仅头上汗出稍多。效不更方，依前针刺。第三天反馈，头汗出减少。治疗1个疗程（7次），问题解决。

（3）新冠后遗症

患者，女，88岁。新冠后出现浑身疼痛症状，伴周身大汗，每天发作两三次，浑身难受，无力，怕风。脉诊：五脏脉象平和，跳动有力（对于88岁的老人来说，实属难得，属于长寿脉）。病应在表。于是取穴针灸：重子、重仙、合谷、木穴、叉三、明黄穴，太冲透涌泉。考虑到患者年龄偏大，病亦不重，未免其来回奔波，嘱其加服中成药玉屏风散即可，不必再来扎针。第二天患者诉症状皆消，且未服玉屏风散，并要求继续针刺，言针后太过舒服。

（4）咳喘

患者，女，41岁。新冠后遇风或稍闻刺激性气味即咳嗽，说话经常气短。服过很多中药，病症一直时好时坏，没有根除。取穴：重子、重仙、叉三、双侧足驷马、肾关、太冲透涌泉。针后第一天，咳喘症状减轻；第二天，咳喘继续好转；第三天，仅偶尔咳喘；第四天，症状基本消失。继续巩固两天后痊愈，患者大呼神奇。

（5）高热

患者，中年男子，血糖偏高，早晨空腹血糖11mmol/L，口渴，爱出汗。新冠检测阳性后高热9天，服西药和中成药热度不退，伴大汗淋漓，身体无力，口渴，咳嗽，眠差，没有食欲。胸片提示磨玻璃样病变。患者来诊时测体温38.7℃，脉浮、数、细。脉浮说明有表证；数，说明有热；细，说明伤阴了。大汗淋漓不止，说明表虚，需要固表并养阴，补充津液，津液持续流失会导致亡阴，阴阳相依，亡阴也会导致亡阳，是有生命危险的。

一诊：重子、重仙，双侧驷马穴，叉三穴，木炎穴，双侧照海，双侧太冲透涌泉，双侧四花上穴。

针后不久，患者即表示口渴症状减轻，口内有少量津液产生。1小时后取针，再次测量体温，降至37.5℃。患者到家时高热已退，体温恢复正常，核酸检测转阴，汗已基本止住，口渴有缓解，只余轻微咳嗽，乏力。

第二天稍微调整针方：重子、重仙，木穴，叉三，双侧足驷马，双侧四花上穴，双侧太冲透涌泉。

因为患者本身有消渴证，所以兼开5剂中药：防风15g，桂枝9g，白芍45g，半夏（生）25g，五味子9g，麦冬15g，天花粉25g，党参15g，炮附子6g，麻黄6g，杏仁25g，炙甘草9g，生姜6片。后经过一段时间的针灸，糖尿病得到控制，已经停止服用降糖药。

（6）久年肺气肿

患者，男，57岁，患有严重肺气肿，病程六七年，气喘，走百米便必须休息，失去劳动能力，家中靠妻子一人操持。多年求医，病情却越来越重，已近绝望。在亲戚的极力推荐下，抱着试试的心态来诊。苔黄厚腻，脉浮细数。辨证痰饮郁肺，肾气虚衰，三焦气化受阻。观察到患者小腿上有青筋等病理反应点，刺血放瘀，并针灸：百会，镇静，水金透水通，双尺泽，重子、重仙，三叉三，心常，足驷马，双肾关，太冲通涌泉。

思路：取镇静穴是因患者睡眠不好；重子、重仙是治疗肺炎、咳嗽、气喘的要穴，也可以补肺气，对肺气不足、肺气虚等有很好的效果；驷马穴是治疗呼吸系统疾病的特效穴，对咳嗽、气喘、过敏性鼻炎等都有效；久咳伤肾，一般久咳、气喘的患者，肾气都有损伤，水金透水通是常用的穴组；肾关穴主治一切肾亏病，为大补肾气肾阳之穴；太冲透涌泉，肝肾同调，且与百会、叉三同用时，属上下交征的针法，可通调上下气机。

结果：患者原本双腿冰冷，当天回去感觉双腿发热，气喘也有所缓解，一下子增强了治疗的信心。1个疗程（7次）后，患者一次性可行5000米，气喘大大缓解。2个疗程后，患者可每日轻松走一万步，气喘现象基本消失。因家中有事，所以决定回家，继续吃中药巩固。之后患者又来调理1个疗程，第二次来时，面色已红润、有光泽，看起来年轻近十岁，已恢复劳动能力，每日在家里忙里忙外的。

（7）下三皇治疗水肿

有一次上课讲到下三皇穴可以治疗下肢水肿，正好有两位学员发现下肢有轻微水肿，按下去就有一个浅浅的凹陷，于是给他们扎下三皇，第二天水肿好了很多，按之已基本不见凹陷。

（8）术后昏迷不醒

有个亲戚，脑出血术后昏迷不醒十多天，当时检查各项指标未见异常，医生用尽了办法，不效。其亲属和医护人员沟通以后，请我到医院给患者诊治。给予然谷周围青筋刺血，又扎足三重和上瘤穴，留针1小时，针后，患者手动了几下，当时抓住他的手问："听到我说话吗？"患者拉了一下我的手，知道他有知觉了。第二天患者就醒了过来。

（9）急性甲状腺炎

2023年，患者急性甲状腺炎，疼痛难忍。让助手给他分枝上穴、分枝下穴刺血并拔罐，起罐后痛止。因其畏针，故给其开2剂普济消毒饮，服药后痊愈。

（10）阴茎肿痛

一男孩，五六岁，学游泳的时候，在泳池里不小心被救援用的竹竿扫了一下生殖器，当时又肿又疼，尿不出尿。听闻后我速赶去，扎六快穴、七快穴。十分钟不到，孩子说不疼了，肿也消了，正常排尿。

（11）感冒口唇水疱

本人前段时间感冒兼着急上火，唇周长满水疱，疼痛难忍，甚至无法张口，于是在上唇穴和下唇穴的地方刺血，第二天疼痛消失，只是水疱完全消去用了几天时间。

86.陈丽侠医案分享

（1）颈椎术后四肢瘫痪

患者，女，51岁，颈椎病术后2月余。术后患者出现四肢瘫痪，呼吸抑制，予呼吸机辅助治疗，曾转入ICU治疗。入我科时（康复医学科）患者神志清，存在四肢瘫痪、两便失禁，感觉障碍，呛咳，呼吸功能较差，留置气管切开套管，呼吸困难。

专科情况：胸廓对称无畸形，两侧呼吸运动对称，节律规则。未触及胸膜摩擦感及握雪感，叩诊清音。两肺呼吸音较弱，呼气音延长，两肺上部可闻及干性啰音，两肩胛下区可闻细湿啰音。心前区无隆起。剑突下可见心尖搏动，范围无弥散。未触及细震颤。心界无扩大，心率70次/min，律齐，各瓣音区未闻及病理性杂音。

我科同事给予传统针刺半个月后，呼吸困难未明显改善，病程中患者因肺部感染，呼吸困难再次加重，血氧饱和度60%～75%，给予持续吸氧及雾化、平喘、抗生素静脉滴注后，患者呼吸困难仍未改善。该患者四肢、躯干及呼吸肌的不完全性瘫痪，考虑可能是术中引起颈髓损伤所致。辅助检查：颈椎术后，齿状突水平颈髓变细及斑片状压脂高信号。

诊疗方案：针对呼吸困难和肺部感染，针刺灵骨、大白，重子、重仙，足三重，心常，让患者做深呼吸，以起到动气疗法的效果。1次后患者呼吸困难症状明显减轻，5次治疗后，患者呼吸困难症状基本消失，血氧饱和度一直维持在98%以上，已能下床步行。

治疗思路：灵骨、大白治疗肺功能不足，重子、重仙在肺经循行范围内，可以治疗肺部感染，足三重有促进颈部血液循环及祛风化痰之功效，心常穴在心包经上，治疗心肺疾病。

（2）脑梗死后遗症

2021年11月，张某，男，43岁，患者于11年前患脑梗死，因"左侧肢体活动不利11年"入院。

查体：神志清楚，言语清晰，左侧上肢及手指肌力3级、肌张力1⁺级，左侧下肢肌力4⁺级、肌张力正常，右侧肢体肌力5级、肌张力正常。康复评定：运动功能布氏分期（Brunnstrom分期），左上肢Ⅲ期、左手Ⅲ期、左下肢Ⅴ期。肩关节活动度：前屈80°，后伸30°，外展90°，内旋50°，外旋40°。平衡功能：坐位平衡3级，立位平衡3级。左侧深、浅感觉功能稍减退；左侧霍夫曼征（－），左侧巴宾斯基征（＋）。巴塞尔（Barthel）指数评分：65分。舌质淡紫，苔薄白，脉细涩。

诊断： 脑梗死恢复期。

诊疗方案： 针刺正会、后会、镇静穴，健侧肩中、灵骨、大白、木火、足驷马、足三重，双肾关，患侧中九里，动气疗法，左下肢、左上肢肌力及肩关节活动度明显改善，针对抬举困难给予外三关，5分钟后患者上肢关节抬举基本恢复正常。肩关节活动度：前屈180°，后伸50°，外展180°，内旋90°，外旋90°。

治疗思路： 针刺正会、后会、镇静穴，健侧肩中、灵大、木火、足驷马、足三重，双肾关，患侧中九里，动气疗法，以上穴位和针法是师父的经验用穴，此组穴位本人临床已验证卒中患者800人左右。此案加用外三关考虑全息手足顺对。

（3）脑出血后遗症

患者姚某，女，59岁，因"右侧肢体活动不利伴多汗2月余"入院。

查体： 神志清楚，体形肥胖，左侧肢体刺痛屈曲，多汗，左侧肢体肌力正常，右上肢肌力0级，右下肢肌力0级，两侧肢体肌张力正常。生理反射存在，病理反射未引出。康复评定：Brunnstrom分期（右侧）：上肢Ⅰ期，手Ⅰ期，下肢Ⅰ期。改良Barthel指数评分：0分。坐位平衡0级，立位平衡0级。

颅脑CT示： ①左侧脑出血术后改变；②左侧大脑半球缺血性改变，考虑左侧额颞顶叶多发出血灶诊断。

诊疗方案： 治疗上根据师父传授的偏瘫治疗经验，让患者家属配合关节的被动运动，以达到动气疗法的效果，针刺1次后，患者上肢肌力达1级，下肢肌力达 2⁺ 级，针对患者的患侧多汗、面部尤甚，给予针刺灵骨、大白、水曲、叉三。针刺1次后，多汗症状明显改善。效不更方，治疗3次后，多汗症状完全消失，至疗程结束出院都未再出现。

治疗思路： 患者气虚，考虑与肺之神经、肾之神经有关，故针刺灵大以通气、补气，水曲穴属于胆经，则与肾相应有利水之效，叉三为肾之神经，有牵引效果。

（4）慢性膀胱炎

患者，女性，80岁，尿频伴下腹部疼痛半年余。患者半年前夜间无明显诱因出现下腹部疼痛伴尿频，下腹痛呈间歇性，久站疼痛加重，排尿间隔约20min，无畏寒发热、恶心呕吐，不伴有尿痛、肉眼血尿等，曾在多家三甲医院治疗过，一直未明显改善，反复加重。

体格检查： 腹部平坦，腹软，右下腹压痛（－），反跳痛（－），双肾区不饱满，肾区无叩痛，输尿管走行区无压痛，膀胱区饱满，触压痛（＋）。辅助检查：全腹CT示无明显异常。

诊疗方案： 第一天给予针刺马快水、天皇、四花上、浮间、外间，患者症状稍改善。第二天加刺灵骨、大白，继续治疗。第三天患者说："昨晚睡了一个好觉，小便时已基本不痛，小便频次也少了。"效不更方，考虑到患者病程较长，连续巩固了5次。1个月后电话回访，言小便时未再出现疼痛症状。

治疗思路： 根据师父的穴位空间论及全息对应于下焦取马快水，同时该穴也是治疗膀胱病要穴；浮间、外间，在大肠经上，大肠与肝通，肝经通过会阴处，也可以手足顺对；天皇配四花上穴治疗小便不利等泌尿系炎症；用灵骨、大白考虑到肺与膀胱通之脏腑理论，效果极佳。

（5）膝关节病

患者，女，58岁，左膝关节疼痛肿胀伴活动受限3月余。膝关节内侧疼痛尤甚，有膝关节疼痛史，常因劳累、活动不当出现膝关节疼痛肿胀，活动受限。

查体：左膝关节肿胀，髌前压痛（＋），浮髌试验（＋），过伸试验（＋），研磨试验（＋），屈曲试验（＋），麦氏试验（＋）。康复评定：膝关节活动度，屈曲30°，伸展0°。膝关节功能评定：50分。既往膝关节X线片提示：膝关节退行性改变、骨赘形成、骨边缘骨质增生、关节间隙变窄、骨性关节面毛糙和凹凸不平以及软骨下骨质硬化。膝关节MRI示：骨髓水肿、半月板和软骨改变、软组织肿胀。

诊疗方案：针刺健侧的肩中、心门穴，动气疗法，5分钟后患者说膝关节疼痛基本消失，又30分钟起针。考虑到董针的短效性，想给予巩固治疗，结果第二天患者没来，多日后联系到患者，患者答说膝关节不痛了。

治疗思路：根据师父常说的膝关节内侧疼痛一般是心力不足引起，根据肘膝相对，以骨治骨，心门穴在小肠经上，小肠主液，故取心门；根据手足相对，上臂对大腿，股四头肌可以维持膝关节的稳定性，故取肩中穴。

（6）脑外伤后遗症

患者，男，40岁，张某，因右侧肢体活动不利伴认知障碍半月余入院。

查体：神清，格拉斯哥昏迷评分12分，认知差，简易精神状态检查8分，言语尚清楚。左侧肢体肌力5级，右侧肢体肌力4级，四肢肌张力正常，双下肢无水肿，双侧巴宾斯基征阳性。Brunnstrom分期：右上肢、右手、右下肢Ⅴ期。平衡功能：坐位平衡3级，立位平衡2级；左侧深、浅感觉功能减退；Barthel指数评分：50分。头胸CT及头颈CT血管造影示：额叶出血破入脑室；脑室积血；脑挫裂伤。

诊疗方案：针刺神五针、海豹、木妇，同时配合师父偏瘫穴组。用针5次后患者尿失禁症状消失，15次后认知障碍、患侧肢体无力已恢复正常。

治疗思路： 因为患者有严重的认知障碍，对小便没有自主控制意识，故用神五针以提神醒脑；根据足躯对应，海豹、木妇正好对应阴部，再加上董针前辈经验，两穴治疗尿频、尿急、尿道炎等泌尿系疾病效果好，故选之。

87.李安吉医案分享

（1）银屑病

患者，男，15岁，山东青岛人，2018年9月18日就诊。诉4年前一次感冒后出现全身小片状皮癣伴瘙痒，每次感冒后病情渐进性加重，平时反反复复出现，时轻时重。

患者自发病以来，每次发作即全身瘙痒难忍，四处求医，全国多家皮肤病专科医院按银屑病治疗，具体用药不详，每次治疗将近半年时间，但维持不了多久便再次发作。皮损增大变厚，主要以四肢躯干、前胸、后背为主，随着病情的蔓延，后发现头皮及面部也出现大量结痂样改变，尤其头皮处，似真菌样改变，瘙痒难忍。神烦少寐，严重时心烦不眠，患者身心备受煎熬。经青岛我的学生介绍，在会场就诊，先采用董氏针灸加中药汤剂口服，渍渍穴位贴敷联合治疗1个月，初步收效。患者看到了希望，追求更快更有效的方案联合治疗。

查体： 全身大面积圆片大小不等重叠状蜕皮样变，面部皮损部位陈旧性结痂伴脱屑，基底部颜色发红，全身皮损以前胸后背及四肢躯干为主。舌尖红质胖微暗，苔白厚，脉沉滑，寸脉微数。

中医诊断： 癣证，丘疹鳞屑性皮肤病。

西医诊断： ①银屑病；②全身泛发性皮炎。

治则： 清营解毒，祛湿润燥。

董氏针灸方案： 前2个月每15天双侧制污穴放血1次，以后每月1次；主穴：木穴、指驷马穴、驷马穴、中九里穴、三重穴（左手配右腿，每日交替）；配穴：

第一天火串、火陵、火山，第二天火连、火菊、火散。7天1个疗程，休息3天再进行下一疗程。

溻渍治疗方案：清火溻渍贴2贴，双太冲、双血海交替；退热溻渍贴2贴，大椎、曲池，肺俞、另一侧曲池，每天交替。7天1个疗程，休息3天再进行下一疗程。

中药处方：清营汤合芳香化湿汤加减。生地30g，防风10g，荆芥8g，金银花15g，蒲公英30g，蝉蜕8g，苍术12g，牛蒡子10g，知母12g，通草6g，苦参9g，紫花地丁30g，野菊花10g，薏苡仁30g，白术20g，白鲜皮10g，刺蒺藜15g，天花粉12g，皂角刺9g，白芷6g，甘草6g，7剂1个疗程。

结果：经10个疗程治疗，患者面部皮屑掉落平复，皮肤正常、平滑有光泽，显露少年模样；躯干皮屑落尽，未有新发皮疹，皮肤光滑，只余曾经发病边缘处浅浅水痕样痕迹；腿部尚有少量散在丘疹待平复。

感想：此患者从发病后一直辍学在家，因四处求医无果，看不到希望，有学不能上，无朋友陪伴，几乎处于半抑郁状态，比同龄孩子看着苍老和憔悴许多，真是让人心疼。刚开始接触患者，他是一种无所谓和不屑一顾的态度，我能感觉到他在不知见了多少医生，逐渐对生活失去信心后的绝望与无奈。后来我采用治病先调心的原则和孩子进行深入交流，患者慢慢从不说话，到能和我对治疗方案进行探讨。我对他的问题和疾病状况做了全面剖析，最后他决定给我1个月的治疗期限，有效果就听我的，他全面配合，没效果就另求他人。还好治疗有效，第二个月见面，孩子开心地抱住我，用他最真诚的方式感谢我，孩子眼睛泛着泪花，我也开心地给予孩子一个热情的拥抱。

（2）全身泛发性皮炎

患者女，35岁，海南海口市人，2018年6月7日就诊。自述5年前产后约半年双小腿出现瘙痒性皮疹，其间予西药治疗，病情时轻时重，每次发作后皮疹渐进性扩散，面积不断增大，当地医院诊断为湿疹，并给予口服药物治疗。先后治疗3次不理想，转到北京某知名皮肤病医院，前后3年，用药（口服加肌内注射，具体药物不详）有效，停药后逐渐加重性发作，每发作一次加重一次，又转到北京另一家医院就诊2次，大致结果一样。后来在一次重感冒后突然加重，吃药、注射已无法控制，皮损扩散到双大腿、躯干和四肢。舌红苔薄白，中间稍厚腻，脉象浮缓。

诊断：全身泛发性皮炎。

治疗：董针，中药汤剂口服，穴位溻渍。

董针：主穴取木穴、驷马穴、三叉三，火串、火陵，左右交替取穴；配穴取指三重、外三关、下三皇，单侧交叉取穴。7天1个疗程，休息3天再进行下一疗程，每月针2个疗程，剩下时间休息、吃中药、贴敷溻渍穴位贴。刺血：首次双制污穴，双耳背找乌青血管刺血，以血液由乌黑色转为正常色且不溢出为宜。半月后查看前两处是否还有可放血的乌青血管，有则继续放，无则再找新制污穴放血，采用上下交替刺血原则。

溻渍贴敷：7天1个疗程，休息3天再进行第二疗程。清火溻渍每次2贴，取双曲池穴，退热溻渍每次2贴，取双血海穴或双九里穴，风寒溻渍2贴，取神阙穴、大椎穴，表寒证解除后换阴阳平衡溻渍，每次2贴，取通关、通山穴。

中药：辨证为血虚有热、外感表证。腠理不能外宣，日久慢慢进入血虚风燥期，开始反复结痂脱屑瘙痒。治疗：解表散寒，养血润燥。方剂：桂枝汤合人参养荣汤加减。生麻黄6g，桂枝（去皮）20g，芍药30g，黄芪30g，当归30g，陈皮9g，白术30g，五味子10g，茯苓15g，地肤子15g，炒白茅根15g，羌活15g，煅石膏15g，甘草9g，生姜15g，大枣10枚。5剂，水煎服，每日1剂，分早晚两次饭后服用。

结果：联合治疗后病情逐渐控制，各种症状减退，患处皮肤开始变为棕褐色。第9个疗程结束后，皮肤光滑白皙，已恢复正常，只余腿部若干个痘痘样红色疱疹。

（3）激素依赖性皮炎

患者安徽人，女性，25岁，已婚，职业是服装模特，就诊时间2018年6月13日。自述15岁左右开始，每年冬季皮肤瘙痒起疹、融合成片，伴脱屑，当地一直按银屑病治疗。4年前因皮肤痒疹渐进性加重至医院皮肤专科门诊治疗，每次用大量激素后病情能迅速缓解，时日不多便再次发作。现病情更重，因此病无法从事模特工作。

此次因重感冒，病情迅速发展，百药无效，已经影响到月经，致经期紊乱、焦虑、失眠、情绪波动大等。查体见皮肤大面积斑片状潮红，带有皮层破损样改变，部分皮损部位有血性渗出样变，颜色为斑片状鲜红色和深粉色。轻度满月脸，舌体胖大绛红而干，苔黄厚腻，寸脉数，肝脉弦。

诊断：激素依赖性皮炎。

治疗：董针，中药汤剂口服，穴位渍渍。

董针：主穴取重子、重仙、木穴，分金，合金，驷马穴，通关、通山，单侧、左右肢交叉取穴；配穴取足三重、火连、火菊，每次取单侧、交替扎。刺血：前期双制污穴、双曲陵穴、双耳尖穴3处放血，半个月1次，每次以血色变为淡红色、出血自行停止为宜；第二个月见患者时发现这些部位不符合放血标准，而双胫骨上方及稍外侧至足三里穴以下，如腰部皮带宽大面积片状乌青血管，从胫骨隆突至整个胫骨下至脚腕解溪穴，看不清皮肤。突然想起师父邱雅昌先生曾讲董公刺血无定处的案例，以及久病多瘀、治疗先刺血的话，于是从下至上分节段双刺刺血，血色黑如墨汁，喷射状外射，量大，估计双腿排泄量在100～150ml，放完后再看患者双腿，现出原本肤色，患者自述身体一下子轻松许多。这种方法后来每月用1次，又进行了3次，每次的颜色逐渐变淡，腿部皮肤逐步趋于正常。提醒：对这种每次出血量过多的患者不宜追求刺血点过多过密，出血量不宜太多，以防患者失血量过多引起麻烦和副作用，切记欲速则不达。

濕渍贴敷： 清火濕渍、退热濕渍每次各4贴，分别贴双曲池、血海穴，大椎穴、神阙穴、双太冲穴，双通关、通山穴，交替进行。濕渍和针灸均为7天1个疗程，休息3天再进行第二疗程。

中药治疗： 清营解毒，透热养阴，养血活血。方剂：清营汤合三黄汤。水牛角30g，生石膏30g，黄连6g，酒黄芩10g，金银花10g，连翘8g，生地黄30g，玄参10g，竹叶9g，麦冬10g，丹参15g，当归15g，川芎15g，炮姜5g，甘草16g，大枣5枚。7剂，水煎服，每日1剂，早、晚饭后烫喝，忌食辛辣刺激性食物。

此患者前后集中治疗半年，后续改为针灸加濕渍贴敷、中药汤剂每月治疗10天，剩下时间休息调养、饮食调理等。

结果： 面部、躯干以及上肢皮肤光滑，已是正常肤色，丘疹、疱疹消失，结痂剥落；只余腿部几处小小丘疹，瘙痒程度也大为减轻，几近痊愈。

（4）全身泛发性皮炎、圆癣

患者女性，山东泰安人，32岁，因皮肤病一直未婚，2018年10月9日就诊。

患者15年前因病出现丘疹样皮疹，逐渐反复加重融合，表皮小斑块逐渐增大，皮肤瘙痒较轻，主要以皮损面积大且大量脱屑为主，初始发病在四肢，后前胸后背甚至额头亦出现，备受折磨，对生活失去信心。

查体： 全身大面积环状重叠样癣性增生性皮病，触摸皮损周边皮肤增厚，环形癣内皮肤变薄，质稍硬，掉落皮屑（透明状）。拉开腰部衣服的瞬间，大量大小不等皮屑推挤性掉落，地面皮屑手能抓起，两小腿拉裤腿时也是如此。脉数，舌体胖大，苔微厚、腻，舌中央有一竖形裂纹，病情面容，双颊微赤红。

诊断： 全身泛发性皮炎、圆癣。

治疗： 董针，中药汤剂口服，穴位濕渍。

董针： 主穴取木穴、驷马穴、三叉三、火连、火菊、通关、通山、中九里穴，左右交替取穴。7天1个疗程，休息3天再进行下一疗程，每月针2个疗程，剩下时间休息，吃中药，贴敷溻渍穴位贴。配穴取火主透涌泉，指三重、外三关、上三黄，单侧、交叉取穴，每天根据患者情况搭配一两组穴位即可。刺血：首次取双制污穴，双耳背找乌青血管刺血，以血液由乌黑色转为正常色且不溢出为宜，半个月后查看前两处是否还有可放乌青血管，有则继续放，无则找新制污穴再放，采用上下交替刺血原则。拔罐：双分枝上穴、分枝下穴每疗程第1天三棱针刺破浅表层皮肤后拔罐1次。

溻渍贴敷：疗程同针灸。清火溻渍每次2贴，取双曲池穴，退热溻渍每次2贴，取双血海穴或双九里穴，阴阳平衡溻渍2贴，取通关、通山穴；风寒溻渍1贴，取大椎或神阙穴。

中药：血虚有热、血不润木，日久伤津，慢慢进入血虚风燥期，开始反复结痂脱屑。治疗：养阴生津，滋阴降火，兼填精补肾。方剂：大滋阴丸（汤）加减。生地30g，熟地黄12g，生石膏50g（先煎20分钟），知母（盐炒）15g，黄柏（盐炒）20g，龟甲（醋制）20g，白芍30g，赤芍15g，生黄芪30g，当归15g，炙甘草9g，蛇床子15g，地肤子15g，大枣10枚。5剂，水煎服，每日1剂，分早、晚两次饭后服用，后续根据患者情况加减处方。

结果：联合治疗1个月后，患者病情逐渐控制，各种症状减退，患处皮肤开始变薄，蜕皮现象明显减少；4个月后脱屑症状几乎停止，瘙痒感轻微，红斑颜色消退，皮损部位肤色稍浅、呈水痕样，皮肤颜色逐渐恢复，精神状态较好。

感想：本案例集中治疗7个月，后续病程治疗难度很大，尤其皮肤新旧交换融合过程更是漫长，既要防止原发病复发，还要考虑攻补兼施，加上患者早年各处求医治病，经济状况很是拮据，导致治疗时间不断被延长。再后来患者谈了恋爱，心思不在治疗，又因多年忌口，在病情大有好转后无法抵挡美食诱惑而恣意吃喝。前后治疗近1年时间后，总算告一段落。第二年年底患者来电诉其准备结婚，甚是高兴。

病症名索引

B

背部冷痛：136
背痛：141
奔豚：104
崩漏：58，78
臂痛：157
便秘：34

C

喘息性肺炎：93
痤疮：83

D

大汗淋漓：203
带状疱疹：101
癫痫：174
妒乳：128

E

呃逆：115，141
耳鸣：75，83，95
耳痛：117

F

泛发性皮炎：212，215
肺气肿：81，205
肺胀咳：141

附件囊肿：26
复发性口腔溃疡：23
腹痛：104
腹泻：47，78

G

干咳：6
高热：204
高热惊厥：157
肱骨外上髁炎：132
过敏性丘疹：30

H

踝关节扭伤：43
幻听：150
黄褐斑：60

J

激素依赖性皮炎：214
急性甲状腺炎：206
急性阑尾炎：202
急性细菌性结膜炎：200
急性腰扭伤：123，147
肩胛及上肢冷痛：7
肩痛：134
肩外伤：65
脚踝疼痛：152
结膜炎：39
惊吓过度：34

穴名（组）索引

---

① 注：重仙穴、重子穴之"重"，又有医者习读 zhòng 音。为方便读者查阅，二穴于"Z"列亦载。

敬　启

尊敬的读者朋友：

　　人民卫生出版社中医双创编辑工作室（人卫杏华）致力于出版助力读者医道精进的原创图书，这里是学者的立言平台，是读者的精神家园，也是编辑挥汗如雨的地方。为旱作润，为饥作浆，为弱作助，为暗作光，是我们的出版使命，服务读者是我们义不容辞的责任，读者服务工作永远在路上。

　　为使本书出版后能发挥更大的价值，也为创造作者-编者-读者沟通交流的和谐环境，我们依托人民卫生出版社强大的网络服务能力，为本书读者设置了专属的二维码，缘此而入，我们可以共同开启新的学术之旅，其中：

读者可以分享作者讲座视频、作者答疑；

可以展开针对某个知识点的广泛讨论；

可以得到最新的勘误信息；

等等。

我们还可以结合读者更深层次的需要，开发新的栏目。

由是，读者在购买本书的同时，可以获得相应的增值服务。

附：中医双创编辑工作室征稿暨读者服务邮箱

　　fuwuduzhe5978@163.com